高脂血症
科学调养宜与忌

GAOZHIXUEZHENG
KEXUETIAOYANG YIYUJI

主　编　雷正权

编　者　高　桃　李文瑶　王晶晶
张晶晶　黄伟智　郑佩峰
李伟伟　辛　婕　陶晓雯

西安交通大学出版社
XI'AN JIAOTONG UNIVERSITY PRESS

图书在版编目(CIP)数据

高脂血症科学调养宜与忌/雷正权主编. —西安:西安交通大学出版社,2016.6

ISBN 978-7-5605-8601-4

Ⅰ.①高… Ⅱ.①雷… Ⅲ.①高血脂病-防治-问题解答 Ⅳ.①R589.2-44

中国版本图书馆 CIP 数据核字(2016)第 132375 号

书　　名　高脂血症科学调养宜与忌
主　　编　雷正权
责任编辑　朱伟丽　杜玄静

出版发行　西安交通大学出版社
　　　　　(西安市兴庆南路 10 号　邮政编码 710049)
网　　址　http://www.xjtupress.com
电　　话　(029)82668357　82667874(发行中心)
　　　　　(029)82668315(总编办)
传　　真　(029)82668280
印　　刷　陕西时代支点印务有限公司

开　　本　787mm×1092mm　1/32　**印张** 5.25　**字数** 87 千字
版次印次　2016 年 7 月第 1 版　2016 年 7 月第 1 次印刷
书　　号　ISBN 978-7-5605-8601-4/R·1246
定　　价　15.00 元

读者购书、书店添货、如发现印装质量问题,请与本社发行中心联系、调换。
订购热线:(029)82665248　(029)82665249
投稿热线:(029)82668803　(029)82668804
读者信箱:med_xjup@163.com

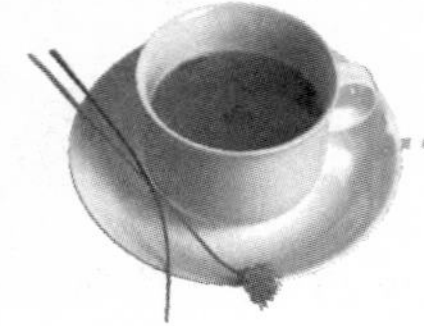

自序

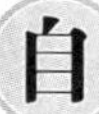

三十多年以前，我刚参加工作不久，就遇到了一位极度虚弱、全身发凉、奄奄一息的患者，可没想到我的老师竟用一碗人参汤使这位濒于死亡的人起死回生。初入医门的我心中着实欢喜了好长时间。但是药物是不能随便使用的！即使补益类药物也不例外。有这样一个病例：一位高血压病患者，平时血压就高，在一次过量饮用自制的人参酒后,不仅鼻出血不止,而且引发了脑出血。

药物可"治病"，也可"致病"。日常吃的食物也有同样的问题。如猪肝是一种很好的补益类食物，孕妇适量食用，有益健康，但如果过量食用，则有可能引起维生素 A 中毒，轻则影响妇婴健康，重则可致胎儿唇裂及器官缺陷。关于食物"治病""致病"的同类事例还有许多。可见，好的食物用在适宜的时候，对人的健康能起到意想不到的作用，而再好的东西用得不合时宜，也可能就是毒药！

随着时间的推移，我愈发感觉到编写一套适合不同人群与各种疾病宜忌小丛书的必要性。于是在工作之余，我留心观察，广泛收集资料，希望尽快把自己的所知与体会传播给热爱生活、急需恢复健康的人们。在此基础上，我对图书市场上相关的图书也做了系统调研，最终为这套丛书确定了四个准则：一是通俗，二是易懂，三是实用，四是价廉，使这套小丛书成为名副其实的“大众健康小百科”。套用前人的名言，就是“山不在高，有仙则灵，书不在深，有用则行”。丛书初稿完成后，又经相关专家进行审订，几经批删，终于可与广大读者见面，心中不禁颇感欣慰。

没有悉心呵护，哪来健康和幸福？没有宜忌的约束，哪里会有生命生机的重现？这套书综合特定人群及其家人对健康知识的基本需求，包括了常见疾病的饮食、起居、运动、娱乐、自疗、就医等各个方面的宜忌，以及不同人群在心理、日常生活方面的康复宜忌等，分别成册，自成一体。衷心期盼通过书中健康宜忌的讲述，能够引导广大读者遵循生命规律，提高生活质量，有疾者尽快恢复，无疾者健康快乐！

作　者

2016-4-30 于古城西安

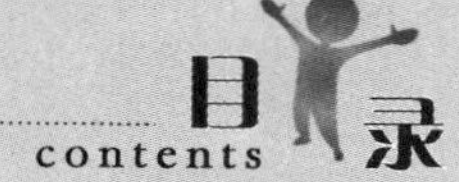

第一篇

认识高脂血症

第二篇

高脂血症患者饮食宜忌

第五篇

高脂血症患者起居宜忌

第六篇

高脂血症患者心理调护宜忌

第七篇

高脂血症患者自疗就医宜忌

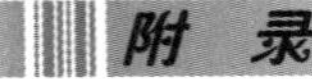

食物营养成分表

本书所列的食物民间验方、药物使用方法，不能代替医生诊治。

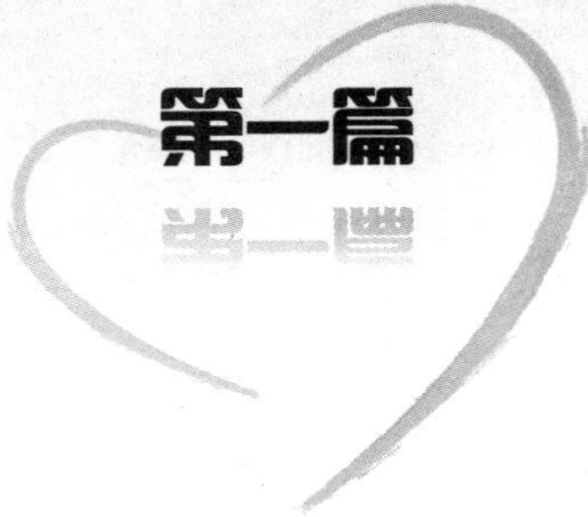

第一篇

认识高脂血症

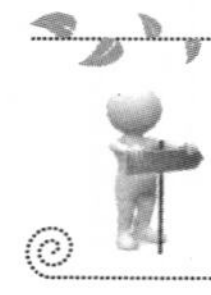

血脂是什么

血浆中所含的脂类统称为血脂。血脂包括：三酰甘油、少量二酰甘油和一酰甘油、磷脂、胆固醇和胆固醇酯及非酯化脂酸（游离脂酸、自由脂酸）。血脂的来源有二：一是外源性的，即消化道吸收来的；二是内源性的，即由体内组织动员或由肝脏合成而来。在正常情况下，它易受食物成分及体内代谢的影响。胆固醇大部分由人体合成，少部分来自饮食。而三酰甘油正好相反，大部分从饮食中吸收，少量为人体合成。

胆固醇和三酰甘油都不溶于水，在血液中不能游离的形式存在，而是与载脂蛋白结合形成脂蛋白被运输到组织进行新陈代谢。

通过超速离心方法，可将血浆脂蛋白分为：乳糜微粒（CM）、极低密度脂蛋白（VLDL）、低密度脂蛋白（LDL）、中密度脂蛋白（IDL）、高密度脂蛋白（HDL）。这些脂蛋白各自的脂质成分、载脂蛋白种类、来源及生理功能都有所不同。其中，对判断血脂中的胆固醇状况起着关键作用的为低密度脂蛋白和高密度脂蛋白。

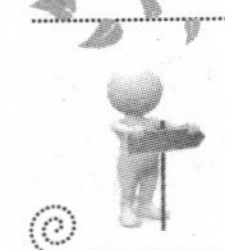

胆固醇的家族成员与作用

早在18世纪初期，科学家们第一次从胆石中提取出一种物质，把它称为胆固醇。胆固醇是人体生命活动中不可缺少的重要物质。那么，如何科学认识胆固醇的作用呢？

人体不可缺少胆固醇

胆固醇是细胞膜和细胞器的重要构成成分，它不仅关系到膜的通透性，而且是某些酶在细胞内有规律分布的重要条件。胆固醇参与生成所有的细胞，参与维护、修复或者再生细胞膜。

胆固醇还是血浆脂蛋白的组成成分，可携带大量三酰甘油和胆固醇酯在血浆中运输。胆固醇是体内合成维生素D的原料，维生素D缺乏时成年人可发生骨软化症，婴幼儿可得佝偻病。胆固醇在肝脏可氧化成胆汁酸，帮助脂类的消化与吸收，缺乏时会引起脂溶性维生素缺乏症。

胆固醇为类固醇激素合成的原料，在体内可转变成多种具有主要生理作用的物质。在肾上腺皮质可以转变成肾上腺皮质激素，如皮质醇、醛固酮；在性腺可转变为性激素。血液中正常的胆固醇含量有一定的抗癌功能。

胆固醇异常影响健康

胆固醇是从食物摄入或在体内合成的，由于血液中过高的胆固醇可能引起动脉粥样硬化，所以相当多的人谈起胆固醇都认为它完全是一种有害物质。其实这种认识是错误的。过多的胆固醇有害，但过少也不行，胆固醇以保持在正常水平为宜。当其在体内过量时便会导致高胆固醇血症，对机体产生不利的影响。现代研究已发现，静脉血栓形成、胆石症、高血压病、冠心病、糖尿病等与胆固醇升高有密切的相关性。现在人们之所以“谈胆固醇色变”，是因为随着人们生活水平的提高，高胆固醇血症的患者也越来越多，心脑血管主要疾病也因之相应增加，所以人们一提起胆固醇就有点儿恐惧心理。其实，胆固醇摄入过少，同样会影响人体健康，譬如抑郁症就与体内胆固醇过低有关，所以，应对胆固醇有一个全面的认识。事实上，只有胆固醇过高症患者才需要限制胆固醇的摄入。

胆固醇无好坏之分

有的人认为胆固醇有好坏之分，这样说过于简单了。其实，胆固醇只有一种，只是它借助结合于其中的两种不同的工具——LDL（低密度脂蛋白）和HDL（高密度脂蛋白），分别把它运往不同的方向，从而产生不同的生化结果。

LDL（低密度脂蛋白）把存在于其中的胆固醇运往组织细胞，释出的胆固醇参与细胞膜的生成。此外，经过酶的作用，使胆固醇生成胆固醇酯而贮存。

HDL（高密度脂蛋白）经过复杂的机制，将肝外组织细胞中的游离胆固醇转移至自身中。胆固醇经酶的催化，生成胆固醇脂，经血液转运到肝脏，以便进行消化或者循环。

由上述可知，在正常情况下，LDL 为胆固醇参与细胞膜生成之必需，HDL 则起着胆固醇体内循环的作用。然而，就动脉壁上细胞而言，应防止过多的胆固醇的存在，所以最理想的状态是 HDL（高密度脂蛋白）的数量超过 LDL（低密度脂蛋白）的数量。

血脂升高与脂蛋白有关

高脂血症患者通常高密度脂蛋白低于正常值，低密度脂蛋白高于正常值，也就是说血液运行中搬运胆固醇运向肝外细胞的“搬运工”多了，超过了正常，再加上相当多的人日常摄入胆固醇过量，在动脉壁上形成斑块，以致造成血道阻塞。而血脂正常的人，低密度脂蛋白与高密度脂蛋白处于正常值，都是起着正常作用的“搬运工”，只是方向不同；与此同时，还有其他的生化机制起着作用。从而说高密度脂蛋白（HDL）对高脂血症患者来说就是能够引起胆固醇下降的因子；低密度脂蛋白（LDL）就是能够引起胆固醇上升的因子。

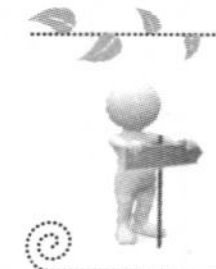

高脂血症是一种什么病

高脂血症是指血中总胆固醇浓度或（和）三酰甘油浓度超过标准值，称为高脂血症。它实际上是指血浆中某一类或某几类脂蛋白水平升高的表现，严格来说应称为高脂蛋白血症。近年来，逐渐认识到血浆中高密度脂蛋白异常也是一种血脂代谢紊乱。因而，有人建议采用脂质异常症统称之，并认为这一名词能更为全面准确地反映血脂代谢紊乱状态。但是，由于高脂血症使用时间长且简明通俗，所以至今仍然广泛沿用。

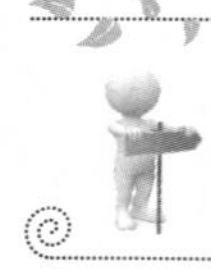

高脂血症是如何确定的

目前，国内一般以成年人空腹血清总胆固醇超过6.21毫摩尔/升，三酰甘油超过2.26毫摩尔/升，诊断为高脂血症。根据血清总胆固醇、三酰甘油和高密度脂蛋白胆固醇的测定结果，通常将高脂血症分为以下四种类型：

（1）高胆固醇血症：血清总胆固醇含量增高，超过6.21毫摩尔/升，而三酰甘油含量正常，即三酰甘油 < 2.26

毫摩尔/升。

（2）高三酰甘油血症：血清三酰甘油含量增高，超过2.26毫摩尔/升，而总胆固醇含量正常，即总胆固醇<6.21毫摩尔/升。

（3）混合型高脂血症：血清总胆固醇和三酰甘油含量均增高，即总胆固醇超过6.21毫摩尔/升，三酰甘油超过2.26毫摩尔/升。

（4）低高密度脂蛋白血症：血清高密度脂蛋白胆固醇含量降低，<9.0毫摩尔/升。

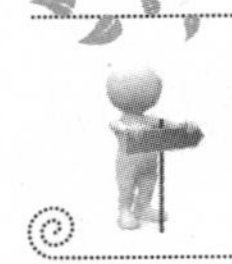

高脂血症对健康有哪些危害

据调查，我国中老年人血脂升高者日益增多，目前中老年人高脂血症的发病率在30%～50%之间，但是还有很多人并不了解高脂血症，而另一部分人知道自己患了高脂血症却不知道如何治疗，甚至有一些人患了高脂血症也不当回事，给身体健康带来很大的威胁。因为，当血脂轻度升高时，患者可能没有任何不适，但医学专家却认为，即使轻度的血脂升高也可能成为潜在的健康“杀手”，因为血脂长期处于高水平状态，非常容易导致心脑血管疾病，也就是说高脂血症是引起冠心病、高血压病、动脉硬化等的直接原因，医学专家称其为导致心脑血管疾病的“导火线”。同时，大量研究资料表明，高脂血症还是脑卒中、心肌梗死、心脏猝死独立而重要的危险因素。此外，高脂血症还可导致脂肪肝、肝硬化、胆石症、胰腺炎、周围血管疾病、高尿酸血症。高脂血症直接损害是加速全身动脉粥样硬化，因为全身的重要器官都要依靠动脉供血、供氧，一旦动脉被粥样斑块堵塞，就会导致严重后果。除此以外，高脂血症还可造成一些鲜为人知的危害。

高脂血症危害人的视力

研究表明，在高血压病、糖尿病和高脂血症三种疾病中，高脂血症是引起视网膜血栓形成的最常见的原因。高脂血症在眼睛内部引起的病变，其后果比皮肤或肌腱等部位的黄色瘤严重得多。当患者有严重高脂血症时，血液中含有大量富含三酰甘油的脂蛋白可使视网膜血管颜色变淡而近乳白色。而这些脂蛋白有可能进一步从毛细血管中漏出，这就是视网膜脂质渗出，在视网膜上呈现出黄色斑片。如果脂质渗出侵犯到黄斑则可严重影响视力。

高脂血症引起的视网膜静脉血栓形成，后果更加严重，而且不易被及早发现。高浓度的血脂可以导致血管内皮损伤、血小板过度活化，使其释放多种凝血因子，造成血小板聚积性增高，以及凝血纤溶系统功能紊乱，导致血管内血栓形成。若血栓发生于眼底血管，可以造成视网膜血管阻塞。中央静脉阻塞可表现为视盘周围环状出血和渗出及视网膜静脉扩张。这种情况可引起视力严重下降，在老年人，严重的视力下降可造成双目失明。

高脂血症危害人的听力

许多人都知道心脑血管疾病与长期血脂过高有一定关系，但高脂血症可致耳聋却是鲜为人知的。现代医学研究证明，中老年人耳聋与血脂增高密切相关。科学家说，之所以如此，是因为人体内耳的耳蜗细胞，能感觉声波的振动使人听到声音。如果长期患有高脂血症，血液中过多的脂类就会沉积于血管壁上，过氧化脂质增加，直接导致内耳细胞损伤，同时导致内耳血管更加狭窄，发生供血障碍，造成内耳缺血缺氧，导致耳聋的发生。因此中老年人如果出现听力减退，应及时去医院耳鼻喉科就诊，并化验血脂。如果是因为血脂高引起的耳聋，要在医生指导下及时应用降低血脂、降低血液黏稠度、扩张微血管和

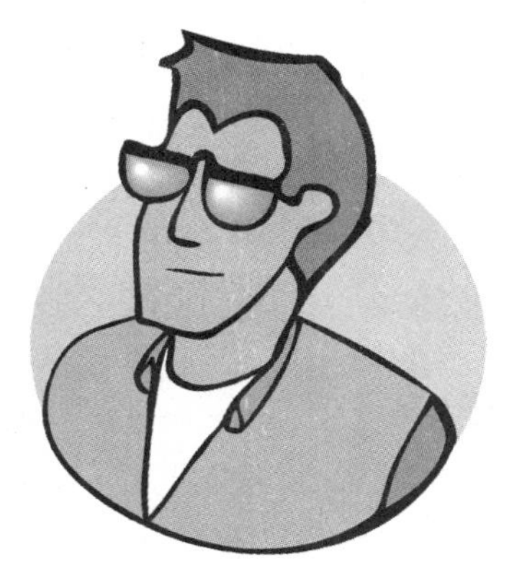

营养神经的药物。

高脂血症危害人的记忆力

人的脑部需要足量的葡萄糖供能才能发挥功能。高脂血症会引起中老年人记忆力下降，大概是由于当体内葡萄糖的代谢功能，受到饱和脂肪酸影响而减缓时，大脑就会欠缺养分，同时，高脂血症易导致脑动脉硬化，脑组织供血不足。从而出现记忆力减退。临床实践中也发现糖尿病患者，也有由于三酰甘油较高而造成记忆力减退的问题。所以有足够的证据证明，高脂血症对人的记忆能力会产生不良的影响。

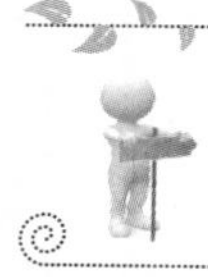

高脂血症的发病因素有哪些

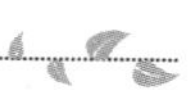

原发性高脂血症是指原因不明的高脂血症，目前认为它与环境及遗传两大因素有关。轻度及中度血脂异常多是由于环境因素所致，最常见的原因是高饱和脂肪及高胆固醇饮食；明显的血脂异常多数是遗传因素所致。一般来说，先天的遗传因素和后天

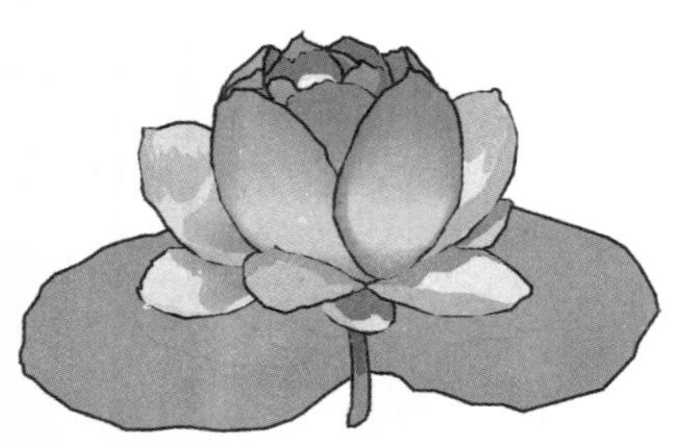

的生活环境、生活方式是主要的致病因素。

继发性高脂血症是继发于其他疾病引起的高脂血症，如糖尿病、肾病综合征、甲状腺功能低下、慢性阻塞性肝病（如原发性胆汁硬化）、酒精中毒、胰腺炎及痛风等。继发性高脂血症在临床上相当多见，如不详细检查，则其原发疾病常可被忽略，治标而未治其本，不能从根本上解决问题，于治疗不利。那么，常见的血脂增高与哪些具体因素有关呢?

高脂血症与遗传有关

许多高脂血症具有家族聚积性，有明显的遗传倾向。这些高脂血症统称为家族性高脂血症。一些家族性高脂血症的遗传基因缺陷已基本清楚，如家族性高胆固醇血症，它是一种染色体显性遗传性疾病，由于基因突变使细胞膜表面的低密度脂蛋白受体缺如或异常，导致血液中低密度脂蛋白清除受阻，而导致堆积，造成血浆总胆固醇水平和低密度脂蛋白胆固醇水平明显升高。但是临床上最常见的高脂血症即普通“多基因的”高胆固醇血症，是多个基因异常和膳食以及其他环境因素之间的相互作用的结果。此时的高脂血症是在一定的遗传背景下，通过环境的影响而发生的。但需要说明的是，少数由于遗传因素所导致的严重高脂血症如家族性高脂血症、严重的多基因高胆固醇血症和家族性混合型高脂血症，通过各种综合治疗措施，可以使脂质代谢异常得到控制和改善，并减轻临床症状。因此，高脂血症并非不可治。

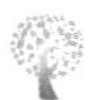

高脂血症与过量吸烟有关

科学研究发现，嗜烟者高脂血症的发病率是不吸烟者的2～6倍。原因是吸烟可导致血清中总胆固醇及三酰甘油水平升高，高密度脂蛋白水平降低。科学家推测血中总胆固醇水平高可能与血中一氧化碳浓度有关。因为研究发现，每日吸烟超过25支者平均血清高密度脂蛋白胆固醇水平较每日吸烟1～14支者低，且吸烟者的血清高密度脂蛋白胆固醇水平与三酰甘油水平呈负相关。香烟中含有大量的尼古丁和一氧化碳，通过刺激交感神经释放儿茶酚胺，使血浆游离脂肪酸增加，游离脂肪酸最终被脂肪组织摄取而形成三酰甘油，儿茶酚胺又能促进脂质从脂肪组织中释放，这也同样会导致三酰甘油水平升高，引起高脂血症。

高脂血症与过量饮酒有关

科学研究发现，适量饮酒可使血清中高密度脂蛋白明显增高，低密度脂蛋白水平降低。因此，适量饮酒可使高脂血症的发病率下降。大量饮酒虽不一定都会引起明显的高脂血症，但如果长期饮酒者患高脂血症的概率则明显增加。因饮酒量增多，极易造成热能过剩而肥胖，同时酒精在体内可转变为乙酸，乙酸使得游离脂肪酸的氧化减慢（竞争氧化），增加的脂肪酸促使在肝内合成三酰甘油增多，而且极低密度脂蛋白的分泌也增多。有的人适应能力很强，极低密度脂蛋白分泌增多时，三酰甘油的清除也增快。因此，持续饮酒数周后，血清三酰甘油水平可恢复正常。但有一些人适应能力差，长期大量饮酒，就会出现严重的高脂血症。

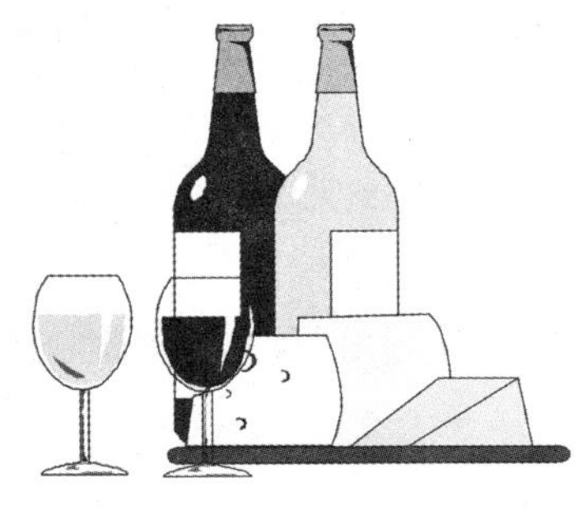

高脂血症与饮食习惯有关

科学研究发现，饮食不当是引起血脂异常的主要原因之一。饮食因素作用比较复杂，高脂血症患者中有相当大的比例是与饮食因素密切相关的。糖类摄入过多，可影响胰岛素分泌，加速肝脏极低密度脂蛋白的合成，易引起高三酰甘油血症。胆固醇和动物脂肪摄入过多与高胆固醇血症形成有关，其他膳食成分（如长期摄入过量的蛋白质、脂肪、糖类以及膳食纤维摄入过少等）也与本病发生有关。所以控制饮食、改变饮食习惯被列为防治高脂血症的主要内容之一。

高脂血症与雌激素有关

流行病学资料显示，绝经期前女性血清胆固醇、三酰甘油、低密度脂蛋白水平均较男性明显为低，而高密度脂蛋白胆固醇水平较男性明显增高。绝经期后女性的血脂代谢发生紊乱，表现为血清总胆固醇、三酰甘油和低密度脂蛋白胆固醇水平增高，高密度脂蛋白胆固醇水平明显下降。为什么会发生这些变化呢？现已知这与绝经期后女性雌激素水平下降有关。

雌激素可以使血清总胆固醇、低密度脂蛋白胆固醇水平减低，使高密度脂蛋白胆固醇水平上升。绝经期后女性卵巢分泌雌激素的功能停止，血中雌激素水平下降。因此，绝经期女性容易发生脂肪代谢紊乱。维持血液中雌激素在正常水平有利于绝经期后女性防止动脉粥样硬化的发生和发展。

高脂血症与年龄有关

调查显示，高脂血症已成为中老年人的常见病。血脂和脂蛋白通常随年龄增长而增高，这是因为老年人血脂和脂蛋白的代谢全面降低的结果。一般来说，男性到 50 岁，女性到 65 岁左右，胆固醇和三酰甘油达到峰值，有人曾对多名老年人的血脂及脂蛋白调查，发现老年组的血清脂质显著高于青年组。老年人的血脂浓度随体重的增加、活动的减少、伴有高血压病及冠心病而有所增高。

高脂血症与肝脏疾病有关

肝脏是脂肪酸合成与氧化、胆固醇合成、蛋白质合成以及清除异常脂蛋白的主要场所，不少肝脏疾病都可引起脂代谢异常。患肝脏疾病时，脂代谢可受几方面的影响，肝实质细胞损害（如慢性活动性肝炎、肝硬化）通常可引起血脂水平的降低；患胆汁淤积症时，如阻塞性黄疸，血清胆固醇和磷脂都升高，而中性脂不高；脂肪肝患者主要是血清游离脂肪酸和三酰甘油增高。砷中毒和某些药物引起的肝炎可使血清胆固醇升高，也可有极低密度脂蛋白（VLDL）或低密度脂蛋白（LDL）增高。

高脂血症与糖尿病有关

在生活中，许多糖尿病患者常伴有血脂异常症。血脂异常症是引起糖尿病并发症的重要原因；相反，血脂异常症患者其血糖也很容易升高，甚至容易患上糖尿病。由此可见，血糖和血脂密切相关，血糖降低后，血脂（尤其是三酰甘油）水平会显著下降。所以，有糖尿病的人，生活中首先要控制好血糖，其次就是调节血脂水平，如此才能保证健康。

高脂血症与内分泌有关

内分泌或代谢因素同样可以导致血脂异常，如甲状腺功能减退可引起高脂血症，甲状腺激素一方面促进肝脏胆固醇的合成，另一方面促进胆固醇及其代谢产物从胆汁中的排泄。因此，甲状腺激素影响血清胆固醇的产生和降解。也就是说，甲状腺激素不足时，虽胆固醇合成降低，但其排出的速度更低，血中总胆固醇浓度增加。因此，甲状腺功能减退症患者脂质的合成、动用和降解均可降低，而以后者为主，总的结果是使血脂浓度增高，但三酰甘油显著增高较少见。

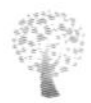 高脂血症与肾病有关

肾病综合征时发生高脂血症的机制尚不十分清楚。目前认为肾病综合征时，低蛋白血症所致的胶体渗透压降低及（或）尿内丢失一种调节因子而引起肝脏对胆固醇、三酰甘油及脂蛋白的合成增加。再者，肾病综合征时脂蛋白脂酶活性降低，致使脂类清除障碍。同时，在实验性肾病综合征患者中发现溶血脂酰基转移酶活性增加，此酶可催化溶血卵磷脂乙酰化为卵磷脂，使血中磷脂升高。如此导致了肾病综合征的高脂血症。

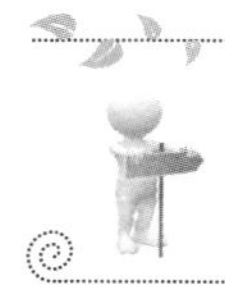

高脂血症容易盯上哪些人

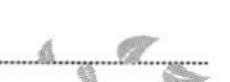

虽然高脂血症有很强的隐匿性，但我们同样可以通过对高脂血症相关发病因素的分析，判断哪些人属于高脂血症的高危险人群：

（1）有不良生活习惯的人群：如饮食不当（高热量、高胆固醇）、过于肥胖、运动量不足、压力过大、过量吸烟都会导致总胆固醇、低密度脂蛋白、三酰甘油上升和高密度脂蛋白下降。

（2）35 岁以上男性或绝经后女性。

（3）患有甲状腺功能低下、糖尿病、肾病综合征、阻塞性黄疸、女性围绝经期综合征等疾病，若没有获得良好的控制，高脂血症将有可能伴随而生。

（4）存在其他一些疾病危险因素的人群：如存在发生高血压病、冠心病等的其他危险因素者，尤其是直系亲属有早发病或早病逝者。

（5）应用一些特殊药物的人群：有些药物可引起人体血脂代谢的紊乱，常见的药物有类固醇和避孕药。

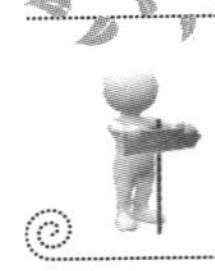

高脂血症的早期报警信号

单纯的高脂血症没有明显的症状，因此不易被发现，这也是不少人忽视它的原因。一般情况下，头晕、头痛、失眠、胸闷气短、记忆力下降、注意力不集中、健忘或体形偏胖、四肢沉重或肢体麻木，都有可能是高脂血症的前兆。那么高脂血症有哪些可供人们注意的报警信号呢？

皮肤黄色瘤可能与高脂血症有关

黄色瘤是高脂血症的报警信号之一。黄色瘤是一种异常的局限性皮肤或肌腱处隆起，其颜色可分为黄色、橘黄色或棕红色，多呈结节、斑块或丘疹形状，质地一般柔软，主要是由于真皮聚集了吞噬脂质的巨噬细胞即黄色瘤细胞所致。根据黄色瘤的形态、发生部位，可分为：

（1）肌腱黄色瘤：常见于跟腱、手或足背伸侧肌腱、膝部和肩三角肌腱等处。掌皱纹黄色瘤，发生在手掌部及手指间皱褶处，呈橘黄色，扁平线条状轻度隆起。

（2）结节性黄色瘤：好发于肘、膝、指关节伸侧以及髋、踝、臀等部位，为圆形状结节，大小不一，边界清楚，发展缓慢，早期质地较柔软，后期质地变硬。

（3）结节疹性黄色瘤：好发于肘部、四肢伸侧和臀部，呈结节状，瘤的皮肤呈橘黄色，常伴有炎性基底。

（4）疹性黄色瘤：表现为针头或火柴头大小丘疹，橘黄或棕黄色，伴有炎性基底。

（5）扁平黄色瘤：表现为眼睑周围发生的橘黄色略高出皮肤表面的扁平丘疹状或片状瘤，边界清楚，质地柔软。

需要指出的是，由于高脂血症时黄色瘤的发生率本不高，动脉粥样硬化的发生和发展则需要相当长的时期，所以大多数高脂血症患者并无特别症状和异常体征表现，其诊断常常依赖于血液生化检测结果来肯定和证实。因此，最可靠的做法是到医院进行血脂化验，以化验结果判断血脂是否正常；对已诊断为高脂血症者要听取医生的建议决定是否用药物治疗。

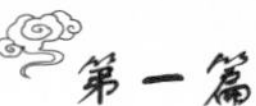

腿部抽筋可能与高脂血症有关

现代医学研究表明：腿部抽筋并经常感到刺痛，可能是胆固醇积存在腿部的肌肉里引起的。如果人体胆固醇过高，腿部血供减少，血流不畅，代谢产物不能及时被血液带走，当达到一定浓度时，就会刺激肌肉收缩，而引起疼痛抽筋。这样的人在白天活动时，甚至会发生“间歇性跛行”的症状。随着动脉硬化及血管栓塞的加重，此症状还会加重，发作的次数明显增多，发作的时间也逐渐延长。当然，着凉和缺钙也可引起老年人腿痛抽筋，但没有高脂血症所致者严重。在防治上两者不应绝对分开，应互相兼顾，才能有效。

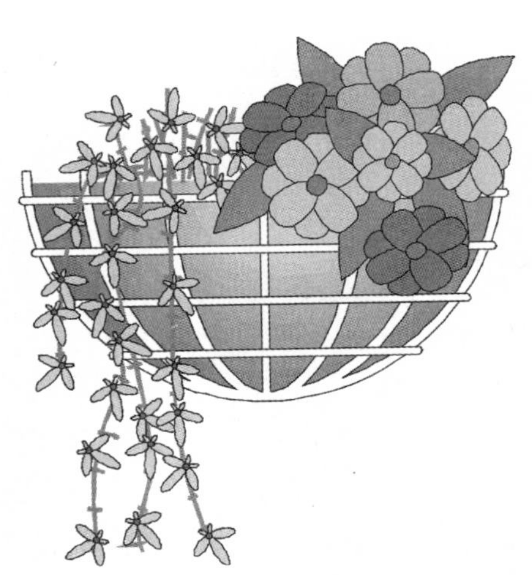

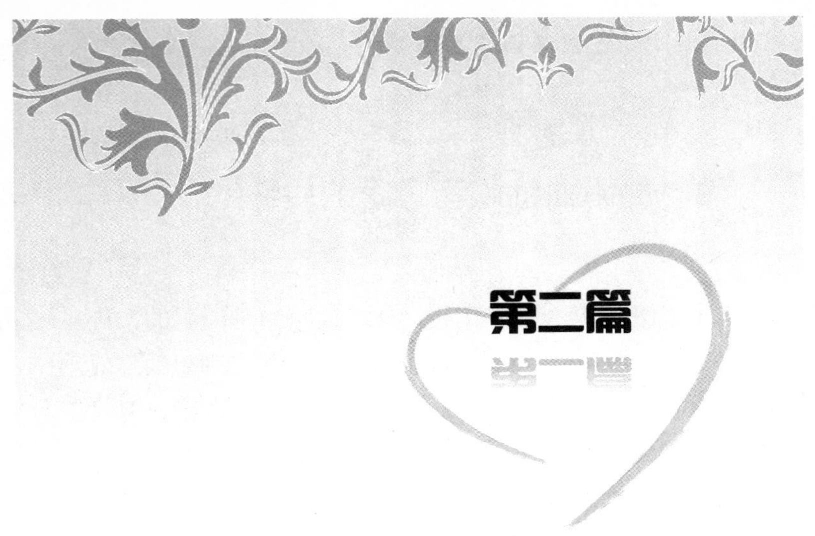

第二篇

高脂血症患者饮食宜忌

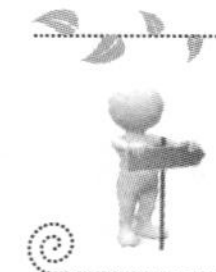

高脂血症患者宜吃的食物

在中医药理论中，“药”与“食”本是同源的，许多食物本身也是药物，用以疗疾治病可达到相当理想的疗效。需要说明的是，食物能够在一定程度上控制血脂，但对于高脂血症患者来说，如果单纯使用食物治疗不一定奏效。治疗中要以药物为主，食疗为辅，药物和食物结合起来，才能起到明显的疗效。另外，选择降低血脂食物时，关键在于长期食用。有些人以为，一次吃得越多，降低血脂的效果就越好，其实未必。因为某种食物摄入过多，必然会影响到其他食物的摄入，而人的胃容量是有限的，而且只有平衡膳食才能获得合理营养。这是保证健康最基本的要求之一。

宜常适量喝牛奶

许多人担心喝了牛奶会增加血中胆固醇，其实这是没有科学根据的。近年来医学家们认为，牛奶本身虽含有一定的胆固醇，但也含有能降低胆固醇的物质，这种物质摄入体内，便能有效地抑制胆固醇生物合成，远远超过了由牛奶本身所带入人体内的胆固醇量。医学家们发现，一个长期饮用牛奶的人，其胆固醇含量比一般的患者少50%。

现代医学研究结果认为，喝牛奶不仅不会升高血中胆固醇，反而可使其降低。医学流行病学专家做过这样的调查，非洲的马西族人，尽管他们每人每天要喝一定量的全脂牛奶，但他们的血胆固醇含量却不高，冠心病的发病率也很低。专家们有意识地给一些健康人每日喝1袋牛奶，过一段时间后血中胆固醇含量显著下降，且一直维持在较低的水平。专家们还发现，牛奶中含有较多的钙，也可减少人体对胆固醇的吸收。由此看来，对患有高脂血症、高血压病和冠心病患者来说，每日适量喝牛奶是有益健康的。需要指出的是，有的人喝牛奶后会出现腹泻症状，对于此类人群，食疗专家建议改为每日喝酸牛奶，既可起到降低胆固醇的作用，又能避免腹泻的发生。

特别提醒

近年来，科学家们研究发现，酸奶中还含有一种特殊的“牛奶因子”，它与奶中的钙离子一起，可防止人体对胆固醇的吸收。有资料报道，国外研究人员发现，这种“牛奶因子”本身可吸收血液中已经蓄存的胆固醇，经过志愿受试者每日喝700毫升酸奶试验，1周后血清中胆固醇可下降5%～10%。这一信息对于高脂血症、动脉粥样硬化症、冠心病、高血压病等患者来说，无疑是一个福音。

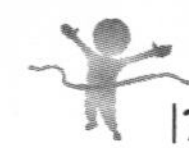

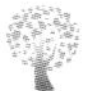

宜常适量吃玉米

现代医学研究证实，玉米不仅有较好的降血糖、降血压作用，而且还有较好的降血脂效果。玉米主含复合糖类，流行病学调查资料表明，以复合糖类为主食的国家或地区，居民平均血中胆固醇含量和冠心病发病率均较低。这可能与玉米等谷类中含有较高的膳食纤维有关。临床研究还表明，用复合糖类（玉米等谷类）代替简单糖类，可使高脂血症患者的三酰甘油含量降低。但需要说明的是，在应用玉米防治高脂血症的过程中，有以下四点应引起重视。

第一，玉米有很高的营养保健价值，但也缺乏人体必需的某些氨基酸，如赖氨酸等，因此，不宜长期单独服食，建议将玉米与粟米、麦类以及大豆类混食。

第二，食用玉米要煮熟、蒸透，尤其中老年人更应以吃酥烂玉米食品为宜，最好将玉米研磨成细粉煮玉米粥，或制成玉米饼等糕点服食。有人在研究中发现，将玉米粉、大豆粉、小麦粉各以1/3比例配制成混合食品，其营养保健价值可提高八倍。

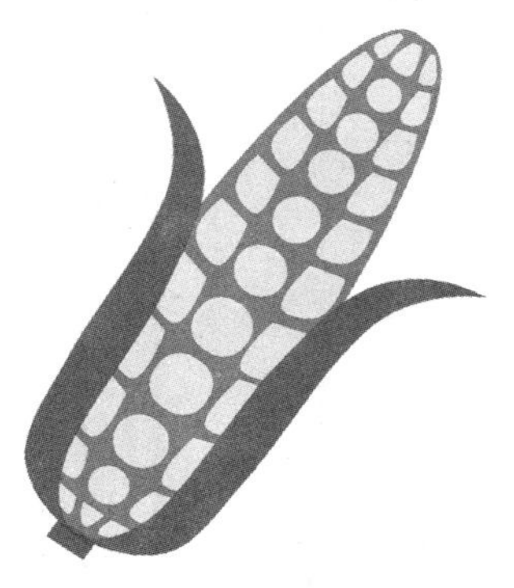

第三，防治高脂血症等“富裕病”是一项长期的医疗保健任务，因此，运用玉米等食疗应坚持适量服食，并要持之以恒。

第四，玉米受潮后容易发

霉，霉变的玉米及玉米粉中杂染的黄曲霉菌，它能产生黄曲霉毒素，具有很强的致癌活性。因此，必须注意勿食发霉变质的玉米或玉米粉。另外，吃爆米花是害多益少，生活中应尽量少吃。

宜常适量吃黄豆

现代医学研究表明，黄豆及黄豆制品均有降低血中胆固醇作用。如果用黄豆蛋白代替动物蛋白（应用于三餐），可使血液中的胆固醇含量稳定在正常范围。这是因为黄豆所含的脂肪酸为不饱和双烯脂肪酸及亚油酸，占所含脂肪55%以上；另外，黄豆还含有大量的植物固醇，可以起到抑制机体吸收动物食品所含胆固醇的作用，协同不饱和脂肪酸与体内胆固醇结合转变为液态，随尿排出体外，从而降低血中胆固醇的含量，有助于高脂血症、高血压病、动脉粥样硬化症患者的康复。具体食用方法为：将黄豆等煨煮至酥烂，每日服食2次，每次25 ~ 30克，缓慢咀嚼后咽下。用黄豆及其制品，如豆浆、豆腐脑、豆腐、腐竹等豆制品制作的美味食品及药膳佳肴同样具有良好的降低血脂、降压以及健身、美容、益寿作用。

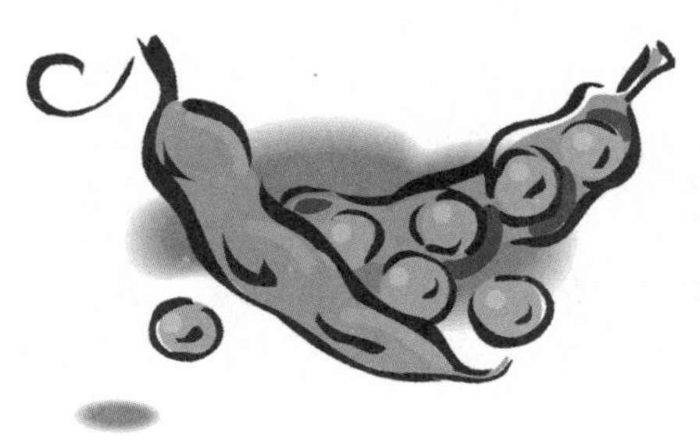

对中老年人来说，应用黄豆制品防治脂肪肝、高脂血症，最好的选择是长期适量喝豆浆、豆奶等。

需要提醒的是，在家庭自制豆浆时，请勿随意丢弃豆渣，因为豆渣不仅含有丰富的容易被吸收的钙，对老年人减缓骨质疏松，防止动脉粥样硬化有好处；而且豆渣含热量低，含膳食纤维多，在肠道具有吸附胆固醇的作用并使其随粪便排出。还有，豆渣食后有饱腹感，对高脂血症、肥胖症、糖尿病以及心脑血管病症患者来说，是较理想的辅助食疗剂。为了使豆渣食之有味，可以将豆渣和入燕麦粉中，制成豆渣燕麦饼，松软可口。但在食用黄豆及其黄豆制品时，要注意适量有度。

宜常适量吃绿豆

绿豆又叫青小豆，被人们称为消暑解毒的良药。由于它营养丰富，用途广泛，被李时珍盛赞为“济世良谷”“食中要物”“菜中佳品”，自古以来被作为药用而备受重视。民间有多种多样食用绿豆的方法，既可做豆粥、豆饭、豆酒，也可磨成面，澄滤取粉，作馅制糕，制作粉皮等，亦可以水浸生芽做菜，其食用价值堪称谷豆中的佼佼者。

绿豆中含有一种球蛋白和多糖成分，能促进人体内胆固醇在肝脏分解成胆酸，加速胆汁中胆盐的排出和降低小肠对胆固醇的吸收。绿豆中的多糖成分还能增强血清脂蛋白酶的活性，使脂蛋白中三酰甘油水解，达到降低血脂的作用，从而可以防治高脂血症、冠心病等。需要指出的是，在应用绿豆降血脂时，应注意不要去绿豆外皮（俗称“绿豆衣”），包括煮食和制绿豆粉。

特别提醒

常听人说：“吃中药不能吃绿豆，以免降低药效”。而民间也用煮绿豆汤用来防治药物中毒。这到底有无科学依据呢？《本草纲目》说：“绿豆气味甘寒，无毒……解一切药草、牛马、金石诸毒。”也就是说，在一般情况下，吃中药是要忌喝绿豆汤的，譬如胃肠薄弱、肢酸乏力、全身畏寒、腰腿冷痛、大便溏泻等症应禁食绿豆。否则，不仅降低药物疗效，而且会加重病情。但具体情况还要具体分析，如果患有外感风热、痈肿丹毒、暑热内侵等热性病，服中药时可照常服绿豆汤，它们有相辅相成的作用。由此可知，服中药时一般忌喝绿豆汤，但是不能一概而论。

宜常适量吃燕麦

食疗专家指出，几块钱一袋的燕麦片，不但能让人们在早餐时果腹，还可有效地减低患上心脏病的概率。也就是说，在人们与心血管疾病作斗争的时候，燕麦片是很便宜且随手可得的“武器”。这是因为燕麦含有丰富的蛋白质、维生素，且富含亚油酸、燕麦胶和可溶性纤维，常食可降低血液中的胆固醇。食疗专家还研究发现，一杯半煮熟的燕麦片就能提供人体一天所需的水溶性纤维，从而拥有抗御高脂血症、冠心病的“战斗力”。如果30天内每天都吃一碗燕麦片，绝大多数的人体内胆固醇的异常状况会得到纠正，原本血液中胆固醇含量过高的人，下降的程度越大。另外，现代药理实验也表明，燕麦具有很好的降低血脂和抗高脂血症作用。有学者报道，给家兔喂高脂饲料加燕麦粉，能明显抑制家兔血脂升高，明显减轻肝脏脂质沉积，并观察了人和大鼠服食燕麦，能降低其肝脏三酰甘油和胆固醇的含量，平均分别下降36.9%和13%，其降低血脂作用可能与所含不饱和亚油酸有关。进一步实验表明，燕麦精及其冲剂，对高脂小鼠肝脏三酰甘油和胆固醇含量升高均有抑制作用，而燕麦淀粉是燕麦降低血脂的活性成分，其剂量减少至全燕麦的一半，降低血脂效果仍不低于全燕麦。由此可见，对高脂血症及高脂血症伴有糖尿病、冠心病的患者来说，经常适量地以燕麦代替主食的一部分，无疑大有裨益。

宜常适量吃鱼

鱼是能降低高脂血症的佳良食物之一。鱼类以低脂肪、高蛋白而深受人们喜欢。它富含有二十碳五烯酸（EPA）、二十二碳六烯酸（DHA）和多种维生素和不饱和脂肪酸。

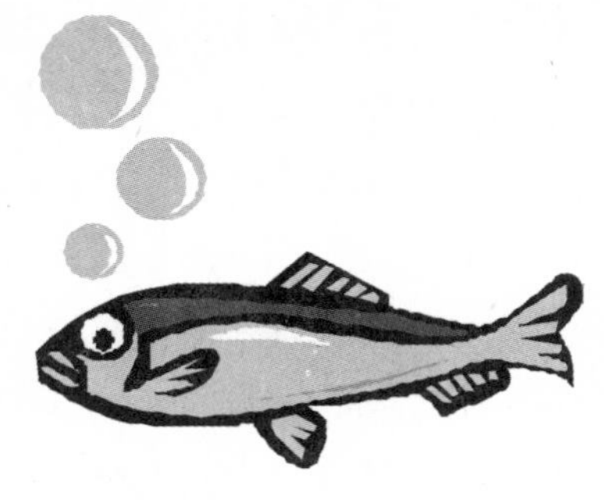

鱼肉中富含氨基酸和核酸，有促进大脑发育、开发智力、提高人体免疫功能和防病能力等作用。随着人们对鱼类营养成分的了解，逐渐认识到鱼类的食用价值和药用价值，而这些作用都与鱼类是低脂肪食品有关。鱼类脂肪含量在1%～10%之间。大部分鱼只含有1%～3%的脂肪，如大黄鱼、小黄鱼、胖头鱼等，有些鱼如草鱼、鲤鱼、带鱼、平鱼脂肪含量在5%～8%。一般鱼类脂肪含量少，供热能低，所以鱼是高蛋白、低热量的食物，是比家禽、家畜都要优越的动物性食物。所以食疗专家强调高脂血症患者宜多吃鱼类。

宜常适量吃黑木耳

黑木耳生于桑、槐、柳、楠、楮等朽树上，淡褐色，形似人耳，故俗谓之。黑木耳色泽黑褐，质地柔软，味道鲜美，营养丰富，可素可荤，为中国菜肴大添风采。另有白色者，生于桑树上，即白木耳，又叫银耳。在治疗高脂血症的食物中，一般食疗专家特别推崇黑木耳，这是因为黑木耳所含膳食纤维量较高，高脂血症患者每日摄入一定量的黑木耳，不仅可有效降低高脂血症患者的血脂含量，而且，还可促进肠胃蠕动，将体内过高的胆固醇及时排出体外，有洗涤胃肠、防治便秘的作用。同时黑木耳含有丰富的维生素，对高脂血症合并高血压以及高脂血症合并冠心病等具有一定的治疗作用。

黑木耳除具有降血脂的作用外，还有凉血止血、益气补虚、滋阴润肺、补脑强身、和血美容的功效，为滋补性营养强壮食品，而且能养血驻颜，令人肌肤红润，容光焕发，并可防治缺铁性贫血。对胆结石、肾结石等也有比较显著的化解功能。黑木耳还能减少血液凝集，预防血栓等病的发生，有防止动脉粥样硬化的作用。黑木耳含有抗肿瘤活性物质，能增强机体免疫力，经常食用可防癌抗癌。另外，黑木耳还对月经过多、大便出血、崩中漏下、痔疮出血、高血压病、血管硬化、便秘等有防治效果。所以，高脂血症患者常适量吃黑木耳有益健康是无疑的。

宜常适量吃海带

海带又名海草、昆布。海带是海岸植物中个体较大、质柔味美、营养价值和经济价值较高的一种海藻。海带也是一种经济价值很高的工业原料，特别是所含的醣类、褐藻酸、甘露醇等。过去人们只是认为海带含碘量高，对因缺碘而致的甲状腺肿大及克汀病有效。目前已发现海带还含有不少其他特殊的营养和药用价值。

现代医学研究提示，海带可降低血脂，降低血压，并可防治胆结石，能增强微血管的韧性，抑制动脉粥样硬化，对动脉血管有保护作用。海带所含膳食纤维和褐藻酸类物质如藻胶酸、昆布素等，可抑制胆固醇的吸收并促进其排泄。有资料报道，海带素、褐藻淀粉和昆布素多糖等，具有很好的降低血脂和抗凝血作用，已被用于临床治疗高脂血症，取得了一定的效果。现代食疗专家也认为，高脂血症患者只要经常在膳食中掺入一些海带，就会使脂肪在体内的蓄积趋向于皮下和肌肉组织，很少在肝脏、心脏、血管、肠黏膜上积存。同时，血液中的胆固醇含量会显著降低。由此可见，高脂血症患者多吃些海带大有好处。

宜常适量吃螺旋藻

现代药理研究发现，螺旋藻具有降血脂作用。据报道，国外有学者对多名高胆固醇、高三酰甘油的男性进行临床观察，在食用螺旋藻八个星期后，其血清胆固醇、三酰甘油均有所降低，而且皮下多余的脂肪也有所减少，此项观察是在保持原有饮食状况下进行的。研究人员还发现螺旋藻制剂能抑制血中胆固醇上升，能促使高密度脂蛋白（HDL）上升，抑制低密度脂蛋白（LDL）上升，能抑制血液中胆固醇上升。所以食疗专家建议，高脂血症患者宜常适量吃螺旋藻，以预防和治疗高脂血症。

宜常适量吃紫菜

紫菜含蛋白质、脂肪、糖类、钙、磷、铁、锌、碘、锰、氨基酸、藻红蛋白、磷脂、烟酸、挥发油及维生素 A、

B族维生素等。其中有些成分是陆生蔬菜所没有的。近几年来，世界上许多国家都开展对紫菜的食用研究，发现经常吃紫菜可使体液保持弱碱性，于健康有利，并对高脂血症、高血压病、糖尿病、癌症等多种疾病有辅助治疗作用。最为常用的食疗方法是紫菜海带汤。做法为：紫菜10克，海带20克，冬瓜皮30克，西瓜皮50克，盐少许。将紫菜、海带、冬瓜皮、西瓜皮同放一锅中，加清水适量煮熟，盛入碗中或汤盆中即成。所以有高脂血症的患者不妨将紫菜海带汤当成生活中必不可少的佐餐。

宜常适量吃香菇

香菇含有丰富的膳食纤维，不仅能促进肠胃蠕动，而且可减少肠道对胆固醇的吸收，还可防止便秘，对于中老年人来说是绝妙的保健佳品。同时，香菇中还含有香菇嘌呤等核酸类物质，对胆固醇有溶解作用，可有效地促使体内过多的胆固醇溶解并排出体外，防止动脉壁脂质沉积和动脉粥样硬化斑块的形成。据研究，香菇中个别成分的降胆固醇作用比

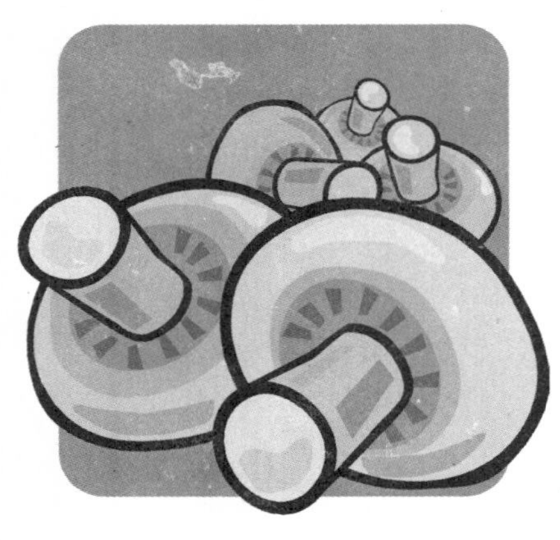

某些降血脂药物的作用还要强。有人在此方面做过临床实验，让高脂血症患者以及伴有动脉粥样硬化症、糖尿病、高血压病者连服这种有效成分每天 150 ～ 130 毫克，15 周后其三酰甘油、磷脂、总脂及非酯化脂肪酸均有所下降，停药后血中脂质稍有上升，再给药又可下降，而对肝功能则无任何影响。由此可见，高脂血症患者生活中常适量吃香菇有益健康是无疑的。

宜常适量吃蘑菇

蘑菇在生物学中的名称叫大型真菌，和人类的关系非常密切，不仅具有重要的经济价值，而且具有食用、药用价值。

蘑菇所含膳食纤维相当高，而膳食纤维具有很好的降低血脂作用。在所含的膳食纤维中，纯天然的木质素成分占有相当比例，不仅可降血脂、抗肝脂，同时兼有降压以及减肥等作用。据有关资料报道，研究人员让高脂血症患者食用鲜蘑菇 90 克或干蘑菇 9 克，连续服食 7 天，结果血清中的胆固醇值降低 6% ～ 12%。所以，现代营养、食疗专家认为，蘑菇是高脂血症患者膳食中的佳品。但需要指出的是，蘑菇不可一次过量食用。腐烂变质的蘑菇更不宜食用，否则会引起恶心、呕吐、腹痛、腹泻等。生活在山区、丛林周边的人们，在采摘生蕈类食用时必须认真分辨是否有毒。

宜常适量吃洋葱

洋葱是日常生活中的一种主要蔬菜。洋葱的食用方法较多，可以做汤、炒食、炖食，还可以用于烤、炸、熏、蒸或生吃。更为重要的是，洋葱还是一种药用食物。洋葱的药用，其中一条在于它有降低血脂的作用。现代药理研究证实，洋葱中含有一种洋葱精油，可降低高脂血症患者的胆固醇，提高高脂血症患者体内纤维蛋白溶解的活性，对改善动脉粥样硬化很有益处。有人甚至还临床试验证实，洋葱的防治高脂血症的效果优于某些药物。而且，洋葱还含有降血糖的成分，经常食用，不仅可降血脂、降血压，还可降血糖。对于高脂血症患者合并高血压病、糖尿病者十分有益。

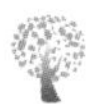

宜常适量吃芹菜

芹菜原产地中海沿岸。我国栽培芹菜，据说已有两千多年的历史。芹菜有唐芹和西芹两种，常吃的是唐芹，西芹只有在南方才能吃到。芹菜的特点是株肥，脆嫩，渣少，为生活中的常用蔬菜之一，既可热炒，又能凉拌，深受人们喜爱。近年来诸多研究表明，芹菜是一种具有很好药用价值的蔬菜。现代医学研究表明，芹菜具有降低血清胆固醇作用，并可治疗高脂血症、高血压病。有临床治疗高血压病及降低血清胆固醇资料报道：取生芹菜去根，用冷开水洗净，绞汁，加入等量蜂蜜，每日 3 次，每次口服 90 毫升，治疗 16 例，有效 14 例，无效 2 例。

宜常适量吃大蒜

大蒜是烹饪中不可缺少的调味品，南北风味的菜肴都离不开大蒜。历史上最早食用蒜成癖的人是 4500 年前的古巴比伦国王。据史料记载，这位国王曾经下令臣民向王宫进贡大蒜，以满足其饮食之乐。中国人食用大蒜的年代较晚，大约是汉朝张骞出使西域后才引进的。

大蒜既可调味，又能防病健身，不仅被人们称誉为“天然抗生素”，而且还发现大蒜及其大蒜制剂能降低总胆固醇和三酰甘油水平，是防治动脉粥样硬化的重要药食佳品。现代医学研究发现，每日服食相当于 50 克大蒜的新鲜蒜汁或大蒜精油，能防止饮食所引起的血浆胆固醇水平的升高。国内研究表明，人工合成的大蒜素也有降低胆固醇和三酰甘油的作用，还能延缓动脉粥样硬化的发生和发展。据对多名高脂血症患者临床观察，人工合成的大蒜素降低血清总胆固醇的显效率为 47.4%，总有效率为 61.5%。由此可见，高脂血症患者常适量吃大蒜是有益的。

需要指出的是，发了芽的大蒜食疗效果不大。腌制大蒜不宜时间过长，以免破坏有效成分。大蒜素怕热，遇热后很快分解，其杀菌作用降低。因此，预防和治疗感染性疾病应该生食大蒜。大蒜能使胃酸分泌增多，辣素有刺激作用，有胃肠道疾病特别是有胃、十二指肠溃疡的人不宜大量吃大蒜。过量食用大蒜会影响视力。有肝病的人过量食用大蒜，可造成肝功能障碍，引起肝病加重。

宜常适量吃萝卜

萝卜又名莱菔、罗服。我国是萝卜的故乡，栽培食用历史悠久。它既可做菜肴，炒、煮或凉拌，又可当作水果生吃，味道鲜美，还可腌制泡菜、酱菜。萝卜营养丰富，有很好的食用、医疗价值。俗语说“常吃萝卜菜，啥病也不害”“常吃萝卜喝热茶，不用大夫到自家”“冬吃萝卜夏吃姜，一年四季保安康”。可见萝卜对人体有十分重要的保健作用。有资料报道，吃萝卜还能促进胆汁分泌，有利于脂肪的消化，可避免脂肪在皮下堆积。萝卜还有降低血胆固醇，预防高血压病、冠心病的作用。因此，对于有高脂血症、高脂血症伴有高血压、冠心病、糖尿病的中老年人来说，经常服食萝卜汁及萝卜配伍制作的食疗、药膳食品是大有裨益的。

宜常适量吃黄瓜

黄瓜清脆可口，肉质脆嫩，味甜多汁，系果蔬两用佳品。当水果吃，能生津解渴，还有一种特殊的芳香；作蔬菜用，既可热炒，也可生食或凉拌，还可加工成酱菜。随手带些黄瓜于途中食用，是颇有一番滋味的。

黄瓜所含的膳食纤维能促进肠道排出食物废渣并能减少胆固醇的吸收。黄瓜中的某些成分可以抑制体内糖类转变成脂肪，有减肥和调整脂质代谢的功效。患有高脂血症且体重超重的人多吃黄瓜很有好处。还有资料报道，黄瓜汁可以美容，用捣碎的黄瓜擦洗面部可以减少皮肤皱纹。需要指出的是，黄瓜性味寒凉，胃寒以及慢性支气管炎患者发作期不宜食用，对于脾胃虚寒之人，黄瓜当水果生吃，不宜过多。脾胃虚弱、腹痛腹泻、肺寒咳嗽都应少吃。

宜常适量吃西红柿

现代医学研究结果表明，西红柿具有较好的降肝脂、降血脂作用，被称为降低血脂的辅助剂。药理实验研究结果证明，口服西红柿果胶，可降低喂饲胆固醇大鼠的血清及肝中胆固醇含量。西红柿含有丰富的膳食纤维，若将西红柿皮洗净，连皮一起食用，则摄入膳食纤维更多，西红柿膳食纤维与体内生物盐结合后，可由消化道排出体外，而体内生物盐需由胆固醇来补充，这样随着体内生物盐的排出，血液中胆固醇的含量就减少了。西红柿所含维生素 C 相当丰富，还具有良好的护肝作用。

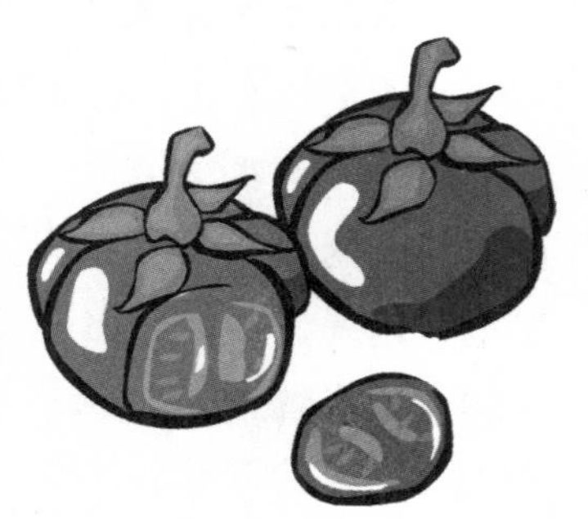

需要说明的是，青色未熟的西红柿忌食用。据有关资料，青西红柿和马铃薯芽眼或

黑绿皮者的毒性相同，均含有生物碱苷（龙葵碱），其为针状结晶体，对碱非常稳定，但能够被酸水解。所以，未熟的青西红柿吃了常感到不适，轻则口腔苦涩，严重的时候还会出现中毒现象。而青西红柿熟了以后，就不含龙葵碱了。

宜常适量吃苜蓿

大量的实验已证明，苜蓿具有预防由于高脂肪饮食所引起的高脂血症和动脉粥样硬化的作用。临床上给部分高胆固醇血症患者服用经过研磨和烘过的苜蓿子后，血胆固醇含量显著降低。据研究认为，苜蓿的这种降胆固醇作用可能与其含有较多的膳食纤维，尤其是一种称为皂角素的物质有关。现代医学研究资料已证明，皂角素还具有很强的结合胆固醇的代谢物——胆酸，因而有利于胆固醇的排除。所以食疗专家建议高脂血症患者宜常适量吃苜蓿。

宜常适量吃苹果

苹果是老幼皆宜的水果之一，被称为人类养心护心的“记忆果”。西方谚语：“一天一苹果，医生远离我。”也从一个侧面反映出苹果的营养价值和医疗价值。所以苹果也被越来越多的人称为“大夫第一药”。食疗专家主张高脂血症患者宜多吃苹果，因为研究表明，苹果中的果胶对人体脂质代谢有良好的作用，可使其血清胆固醇和肝脏胆固醇含量显著降低，胆酸排泄增加。临床观察中发现，对高脂血症患者来说，每日食1～3个苹果，可有效防止胆固醇增加，并有助于降低血压和降低血糖。

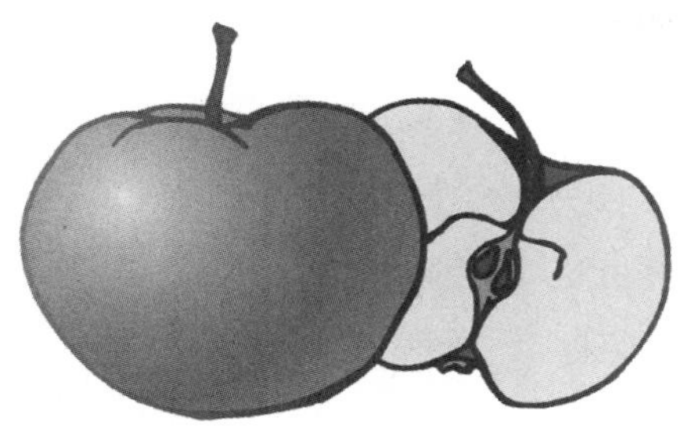

需要指出的是，高脂血症患者忌饭后立即吃苹果。饭后立即吃苹果，不但不会助消化，反而会造成胀气和便秘。因此，吃苹果宜在饭后2小时或饭前1小时。苹果性味甘、凉，脾胃虚寒者不宜多食。有些苹果含有多种发酵糖类物质，对牙齿有较强的腐蚀性，食用后要漱口，若不漱口，口腔中的苹果残渣易造成龋齿。另外，一次忌食苹果过多，过量食用苹果，会使人体缺铜，反而会导致血液中胆固醇增高。

宜常适量吃山楂

山楂是中国的原产植物，已有3000多年的悠久历史，开花结果时景色很漂亮，是供观花赏果的良好树种。其药材有北山楂、南山楂之分。北山楂主产于山东、河南、河北，为植物山楂的果实；南山楂主产于浙江、江苏、河南，为野山楂的果实，它生长于山坡杂林中。 山楂除了可以鲜食外，还可切片晒干、制汁、造酒，或加工成糖葫芦、山楂糕等。

现代中医药学研究证实，山楂有降血脂作用，并对防治动脉粥样硬化有重要意义。山楂的不同提取部分对不同动物造成的各种高脂血症模型有较肯定的降低血脂作用，不仅可降低血中胆固醇，还可减少脂质在肝脏的沉积，具有保肝、护肝作用。有人用山楂治疗高胆固醇血症患者许多例，一个半月后，绝大多数人的胆固醇下降，疗效较为明显；同时治疗三酰甘油血症患者，服药一个半月后，有近40%的人降至正常。实践已证明山楂可用于各种类型高脂血症的预防和治疗，常用剂量为每次10 ~ 20克。

宜常适量吃魔芋

食用魔芋及其制品是我国人民早已形成的习惯。魔芋块茎可加工制成魔芋豆腐、魔芋挂面、魔芋饼干、魔芋脆片等各种食品。魔芋食品可望成为理想的高纤维食品，这对高脂血症、糖尿病患者来说，真可谓是个福音。

现代营养学研究发现，魔芋所含的葡萄糖甘露聚糖是一种半膳食纤维，吸水性极强，吸水膨胀后可使体积增长50 ~ 80倍，形成体积很大的凝胶纤维状结构，可提高食物的黏滞度，延缓胃排空和食物在肠道内的消化吸收，可有效降低餐后血糖水平，并有降低血脂作用。另外，魔芋含有多糖成分，其抗高脂血症的机制可能与胆固醇经肝脏代谢后，部分转变成胆酸，胆酸排入肠道后，被魔芋多糖

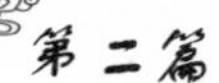

吸附，有效地抑制回肠和结肠黏膜对胆酸的主动吸收和运转，增加粪胆固醇排出量的结果。

特别提醒

魔芋是高脂血症、肥胖症、糖尿病患者的理想食物之一。但是，应注意“魔芋有小毒”，就魔芋全株而言，以根头毒性最大，故需经化学方法加工或用石灰水漂煮后，再烹调菜肴或制成食品。一般情况下，不宜多食。因此，在防治上述疾病过程中，需要服食魔芋时，在食前必须去毒。具体方法如下：先将魔芋洗净，去皮，切成薄片，每 0.5 千克魔芋片用 12％食用碱溶液 1000 毫升，浸泡 4 小时（也可用石灰水或草木灰水浸泡 1 天），再用清水漂洗去麻辣味即可。魔芋去毒后可供烹饪作菜，也可晒干成魔芋片，或磨成魔芋干粉。市场上已有加工好的魔芋粉，购买时注意质量鉴定。

宜常适量吃红薯

红薯含热量低，又颇具饱腹感，无论是用做主食还是副食，都是一种良好的减肥、降低血脂的食品。据测定，每 100 克红薯含脂肪仅为 0.2 克，是大米的 1/4。因此，红薯被认为是低热量、低脂肪食品中的佼佼者。除此之外，红薯还含有均衡的营养成分，如维生素 A、维生素 B、维生素 C、纤维素以及钾、铁、铜等 10 余种微量元素。其中，纤维素对肠道蠕动起良好的刺激作用，促进排泄畅通。同时，由于纤维素在肠道内无法被吸收，有阻挠糖类变为脂肪的功能。故而，食疗专家称红薯为营养最平衡的保健食品之一，也是理想而又便宜的降血脂、减肥的食物。正因为如此，近年来红薯在国外备受青睐。时下，日本人把烤红薯作为一种“美味健康食品”，甚至在东京、大阪的大宾馆内都有烤红薯出售。欧美人还设计出以红薯为原料制作的冰淇淋、点心、糖果等。在一些餐馆，吃面包可以免费，吃红薯却得付钱。

宜常适量吃生姜

生姜是一味极为重要的调味品，同时可作为蔬菜单独食用，而且还是一味重要的中药材。它可将自身的辛辣味以特殊芳香渗入到菜肴中，使之鲜美可口，味道清香。本品为法定药物和食物两用植物。现代药理实验研究证实，姜提取物对实验性高胆固醇血症大鼠，可明显抑制其血清与肝中胆固醇的含量，增加粪便中胆固醇的排泄。由此可见，生姜是一味具有降低血脂作用的食物，可用于防治高脂血症等脂质代谢紊乱性疾病。

需要指出的是，吃姜一次不宜过多，以免产生口干、咽痛、便秘等上火症状。另外，食用生姜要选鲜姜（即子姜），烂姜、冻姜不要吃，因为姜变质后会产生致癌物。由于姜性质温热，有解表功效，所以有阴虚内热、出血、目赤等患者应当忌食。

宜常适量吃花生

花生又名长生果、万寿果、落花生、千岁子。花生因其香脆味美，营养丰富，具有补虚、益寿、抗衰老、美容之功能，因而被人们誉为“长生果”。民间有“常食花生能养身，吃了花生不想荤”的说法。在国外，花生的营养保健价值备受人们的青睐，被誉为“植物肉”“绿色牛乳”。更为重要的是，花生不但是营养丰富的美食佳品，而且还有很高的药用价值。

据《本草纲目》记载：“花生悦脾和胃，润肺化痰，滋养补气，清咽止痒”。花生炒熟食用和胃醒脾，滑肠润燥。现代医学研究表明，花生适用于治疗营养不良、脾胃失调、各种贫血、咳嗽痰喘、肠燥便秘、乳汁缺乏等症。花生所含的脂肪酸大部分为不饱和脂肪酸，达80%以上，这类不饱和脂肪酸具有降低胆固醇的作用，适宜于高脂血症、动脉硬化、冠心病、高血压病等心脑血管患者食用；花生中的有效成分还能延缓人体细胞衰老，加强脑细胞发育，保护血管防止硬化，增强记忆力等作用。需要指出的是，高脂血症患者如果伴有胆囊切除者，不宜吃花生，这是因为花生里含的脂肪需要胆汁去消化。胆囊切除的高脂血症患者如果食用花生，没有大量的胆汁来帮助消化，常会引起消化不良。

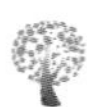 宜常适量喝绿茶

西湖龙井是绿茶的代表品种。绿茶属于不发酵茶，所以此类茶叶内的天然物质，如茶多酚、咖啡碱及维生素C等大部分维生素都能得以保存。医学研究还发现，在降低人体胆固醇含量方面，绿茶有较好的效果。喝起来清而涩的绿茶，可降低人体胆固醇含量，还能显著降低血清三酰甘油，可以预防和缓解脂肪肝、高脂血症、动脉粥样硬化症以及冠心病等病症。

绿茶可以说是茶界的明星。但需要指出的是，绿茶性凉而微寒，味略苦，脾胃虚寒者不宜过多饮用，但它的营养成分较之其他茶品种高，适合胃热者饮用。另外冬天饮用绿茶容易造成胃寒，还可能影响食欲；而夏季炎热时，喝绿茶正好可以取其苦寒之性，消暑解热，生津止渴。高脂血症患者若伴有严重心脏病、肾病者，只宜少量、间歇、缓饮，不可“豪饮”。若饮茶太多，入水量太大，会增加心脏和肾脏的负担。总之，饮用绿茶应以适量为宜，即泡即饮，饭后少饮，睡前不饮，有并发症者慎饮。

宜常适量喝红酒

葡萄酒是以新鲜葡萄经发酵酿制的低度饮料酒，是佐餐酒的一种。葡萄酒已有6000多年历史，在我国，用葡萄酿酒也已有很长历史，西汉年间就有葡萄酒的正式记载，

并对它有很高的评价。唐代的“葡萄美酒夜光杯”成了葡萄美酒最鲜美的写照；明代医学家李时珍也道出“葡萄酒驻颜色、耐寒”的特点，可见葡萄酒已早列为保健饮品。葡萄酒常以色泽、含糖量、酿制方法来分类，如以色泽分类有白葡萄酒、红葡萄酒和介于红、白中间的桃红葡萄酒；而各色泽的葡萄又可按含糖量分为干型、半干型、半甜型、甜型葡萄酒；而这些类型的葡萄酒又可按酿制方法分为天然葡萄酒、加强葡萄酒和加香葡萄酒。随着人们对葡萄酒的不断认识和健康理念的追求，天然的、低糖、低热量的干型葡萄酒成为人们的时尚。

红葡萄酒含有人体维持生命活动所需的三大营养素：维生素、糖及蛋白质。在酒类饮料中，它所含的矿物质亦较高，其丰富的铁元素和维生素 B_{12} 促进造血。由于红酒的酸碱度跟胃液的酸碱度相同，可以促进消化，增加食欲，降低血脂，软化血管，对治疗和预防多种疾病都有作用。经测定，葡萄酒中含 250 种以上营养成分，有活血化瘀、降血脂、软化血管的多种功效。科学研究认为，日饮 3 杯干型葡萄酒，可降低高脂血症、心血管病及癌症死亡率达 50%，可使老年痴呆症减少 3/4，可使 65 岁以上老人衰老速度减缓 80%。美国有专家更发现，某些葡萄酒含有一种可以抗癌物质，这种物质来自红葡萄皮，经提炼酿制后而高度浓缩于葡萄酒内，起防癌作用。地中海沿岸诸国之所以能成为世界长寿地区者，显然也与喜饮葡萄酒之习惯有关。

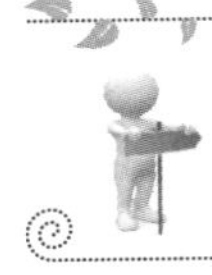

高脂血症患者忌吃的食物

在我们每个人的一生中有不计其数的食物“穿肠而过”，那么在这么多食物中，怎样才能保证我们选择的科学与合理，却是一门重要的学问。如有些食物是碱性食物，有些则是酸性食物；有些是热性食物，有些又是寒性食物，有的是高脂肪食物，有的则是有益于降低血脂的食物。这些食物对人体都各有益处或不利之处，对这些知识的取得有赖于我们的不断学习。对于身患疾病的人而言，食物禁忌是应该更多了解的食物的应用法纪。

忌过量吃蛋黄

高脂血症患者能吃蛋黄吗？这个问题恐怕是许多高脂血症患者遇到的问题。蛋黄含营养成分较多，但高脂血症患者食用蛋黄不利于其康复。因为蛋黄中含有大量的胆固醇等脂类，这些脂类需在肝脏内进行代谢。而患有高脂血症的人一般多伴有脂肪肝，如果过量吃蛋黄，会增加肝脏的负担，极不利于肝脏功能的恢复。因此，高脂血症患者忌过量吃蛋黄。但蛋清中含有胆碱、蛋氨酸等具有阻止脂肪在肝脏内堆积、贮存的作用，有利于肝功能的恢复。高脂血症患者应以食用蛋清为宜。

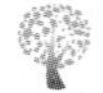

不宜多吃瘦肉

社会上广泛流传这样一种观点，认为肥肉脂肪中含有大量饱和脂肪酸，对人体有害，常食肥肉会使人发胖，会引发体内血清胆固醇值升高，从而引发高脂血症、动脉粥样硬化、脑出血等心脑血管疾病。因此，很多人只吃瘦肉，不吃肥肉。瘦肉脂肪中的饱和脂肪酸低于肥肉的含量是无疑的，但不能笼统地讲瘦肉都是低脂肪的。食疗专家对各种动物肉的脂肪进行测定，以 100 克重量为准：兔肉为 0.4 克，瘦牛肉为 6.2 克，瘦羊肉为 13.6 克，而瘦猪肉却高达 28.8 克，若把瘦猪肉作为日常膳食结构中主要的食物来源，同样会影响高脂血症、动脉粥样硬化症的康复。

忌过量喝鸡汤

许多高脂血症患者、体弱多病者或处于恢复期的患者都习惯喝鸡汤补身体。但食疗专家提醒人们，高脂血症患者盲目以鸡汤进补，反而会加重病情。因为鸡汤中含有一定的脂肪，患有高脂血症的患者多喝鸡汤会促使血胆固醇进一步升高，可

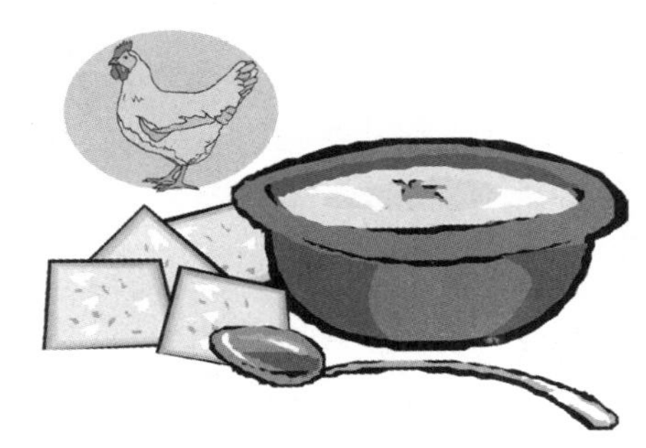

引起动脉硬化、冠状动脉粥样硬化等疾病。高血压病患者经常喝鸡汤，除引起动脉硬化外，还会使血压持续升高。鸡汤中含有较多的嘌呤，会导致高尿酸血症，从而会引起痛风。肾脏功能较差的患者也不宜多喝鸡汤，鸡汤内含有丰富的含氮浸出物，会增加肾的排泄负担。患有消化道溃疡的高脂血症患者也不宜多喝鸡汤，鸡汤有较明显的刺激胃酸分泌的作用，会加重病情。

忌过量吃奶油

日常生活中的乳制品，除了牛奶和奶酪之外，常见的还有奶油。奶油也叫做稀奶油，它是在全脂奶的分离中得到的。分离的过程中，牛奶中的脂肪因为比重的不同，质量轻的脂肪球就会浮在上层，成为奶油。奶油现在之所以越来越得到人们的重视，主要是因为饮食的西化，奶油逐渐走进了人们的生活。

奶油中的脂肪含量仅为全脂牛奶的20%～30%，营养价值介于全脂牛奶和黄油之间，平时可用来添加于咖啡和茶中，也可用来制作甜点和糖果。很多人以为，蛋糕房里用来制作蛋糕的就是奶油，其实是错误的。这种“鲜奶油”根本与奶油无关，它的主要成分是植物奶精，实际上是氢化植物油、淀粉水解物、一些蛋白质成分和其他食品添加剂的混合物。奶油食用也不可过量，食用过多奶油可能导致男性的前列腺增生、高脂血症。

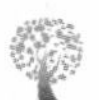

忌过量吃黄油

黄油的制作方法是将牛奶或稀奶油进行剧烈的搅动，使乳脂肪球的蛋白质膜发生破裂，乳脂肪便从小球中流出。失去了蛋白质膜的保护后，脂肪和水发生分离，慢慢上浮，聚集在一起，变为淡黄色。这时候，分离上层脂肪，加盐并压榨除去水分，便成为日常食用的黄油，也叫“白脱”。

黄油的主要成分是脂肪，其含量在80%左右，剩下的主要是水分，基本不含蛋白质。牛奶中的脂溶性营养成分都存在于乳脂肪当中，包括维生素A、维生素D、少量的维生素K和胡萝卜素等。因此，黄油是维生素A和维生素D的极好来源，它的黄色则来自于胡萝卜素。但是，黄油中含有大量饱和脂肪酸和胆固醇，钙和蛋白质的含量则比较低，营养价值要低于全脂牛奶和奶油。另外，在食用方法上，黄油一般很少直接食用，通常用作食物辅料。所以，想减肥和患有高脂血症的人忌过量摄入。

忌吃动物内脏

大多数人有偏爱吃动物内脏的习惯，常认为“以脏养脏”，所谓“吃什么补什么”“吃脑补脑”“吃肝补血”“吃腰补肾”。然而，动物内脏（肝、肾、肚肠、脑等）大多属于高胆固醇食物，比其他食物的胆固醇含量高出好多倍。因此，为了避免摄入过多的胆固醇，高脂血者应严格限制进食动物内脏。高脂血症伴有冠心病、高血压病、糖尿病

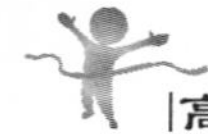

的人更应少食。

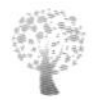

忌过量喝咖啡

说起咖啡，有人喻之为“西方饮料的上帝”。适当饮用咖啡不仅能缓解疲劳，振奋精神，而且对提高脑力和体力劳动的效率颇有裨益。所以，咖啡在现代人们生活中的位置越来越重要，同时科学家们也一直在关注着咖啡与血脂、心脏病之间的关系。但研究发现，少量饮用咖啡可以使高密度脂蛋白升高，有利于预防冠心病，并且认为饮用咖啡后，可使储藏的脂肪分解，有减肥的功效，虽然可能因此引起血中游离脂肪酸浓度上升，但利大于弊。但大量饮用咖啡可能使血中游离脂肪酸增加，血胆固醇升高，容易引起冠心病，故应忌过量饮用。

特别提醒

咖啡中有一种油性的物质，它对于心血管的影响因人而异，但是通常会造成血胆固醇的升高。这种物质的多寡与煮咖啡的方式有关，当煮咖啡是以高压蒸汽或悬滴式时， 因为咖啡豆与热水接触的时间短，所以这种油性物质被提取出来的量少；但如果以浸泡为主的煮法，则咖啡豆与热水接触时间长，因此比较容易提取出大量的油性物质。另外，这种油性物质可被滤纸过滤掉。

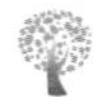

忌过量饮酒

正常人少量饮酒（白酒、啤酒）可促进血液循环，可引起高密度脂蛋白升高，从而具有将周围组织细胞的胆固醇转运到肝脏分解代谢和排出的功能，有利于动脉粥样硬化等疾病的预防。但是，酒精在体内主要由肝脏进行代谢，过量饮酒也是高脂血症的病因之一，因为酒精本身就是引起高脂血症的主要病因。

有统计表明，由酒精引起的高脂血症中20%～30%有发展为肝硬化的可能，甚至能导致肝癌。在酒精性肝病的组织学改变中，酒精性高脂血症出现最早。有长期饮酒习惯的人，如果常有全身倦怠、疲劳、食欲不振、腹胀、恶心、呕吐、左上腹及脐周或剑突下痛等都有可能已是高脂血症。所以，高脂血症患者尤其是酒精性高脂血症、高脂血症伴肝功能不正常者应该少饮酒，最好禁酒。

忌过量吃巧克力

巧克力是一种含热量很高的精制食品，它除了含有大量的糖分外，还含有较多的脂肪和蛋白质。巧克力味道香甜，很受人们喜爱。特别是由于生产中精磨的作用，使巧克力内含有铁质，这对人们补充铁质尤为有益。但有些人认为巧克力是高级营养佳品，因而尽量满足自身对巧克力的食欲。事实上，人们不加节制地过量食用巧克力会影响自身的健康。医学专家认为，巧克力虽好，但也不宜多吃，过量食用会造成血脂增高。

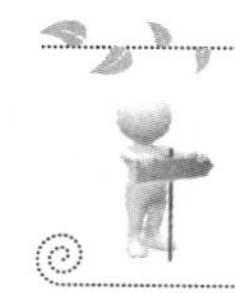

高脂血症患者饮食安排宜忌

人的胆固醇有一部分是体内自己制造，一部分靠饮食获得。因此，高脂血症并不完全都是吃出来的。高脂血症的发病原因很复杂，可因肾脏病、糖尿病、严重的肝脏病等而继发，也可因家庭遗传原因而得病，当然与不良生活习惯关系也很密切。尽管高脂血症不完全是吃出来的，但要预防此症还须从改善不良饮食习惯做起。一般是，原发性的高脂血症患者控制饮食需要长期坚持合理膳食，也就是说要科学安排饮食。近年来，国内外许多专家、学者对通过控制饮食降低血脂的途径进行了广泛而深入的研究，提出不少行之有效的饮食降低血脂法。现介绍如下。

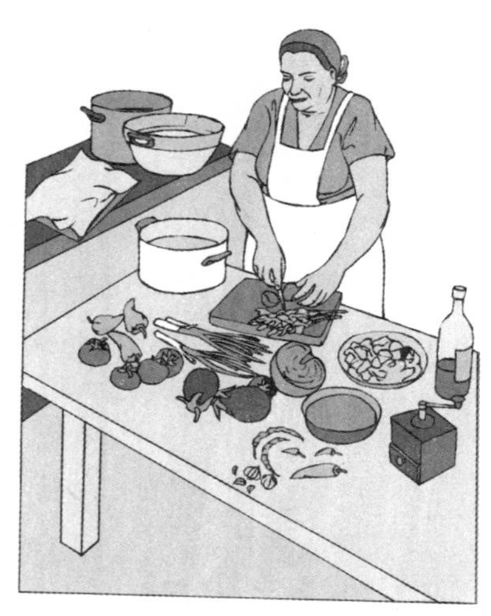

进餐宜慢食

医学研究发现，高脂血症患者日常就餐时减慢进食速度，可以达到降低血脂的目的。经过观察，同样的食物同样的量，大多数的高脂血症男子用 8 ~ 10 分钟吃完，而健康人却用 13 ~ 16 分钟吃完。研究者指出，食物进入人体，血糖就要升高，当血糖升高到一定水平，大脑食欲中枢发出停止信号时，快食者往往已经吃了过多的食物，所以快食会引起高脂血症。若减慢进食的速度，则可有效地控制食量，起到降低血脂作用。所以高脂血脂患者在吃饭时要细嚼慢咽，以减慢进食速度，达到控制血脂的目的。

宜分食降低血脂

分食疗法是防治高脂血症的有效方法之一。国外食疗专家研究提出的一种新式降低高血脂方法，即主要要求食者在每一餐中不能同吃某些食物。比如在吃高蛋白、高脂肪的荤菜时，可以食用一种蔬菜，但不能喝啤酒，不能吃面包、马铃薯等碳水化合物类食品。究其原因，主要是人体脂肪由其他营养素转化而来，人们在食用高蛋白食品时，不食用碳水化合物，人体内的血脂则有可能得到有效控制。

宜三餐均衡

三餐均衡降低血脂法是控制高脂血症的有效方法之一。高血脂的人一日三餐要定时定量，早餐一定要吃，晚餐一定要少。不吃早餐，中午对付，晚上会餐，这样不利于降低血脂。不吃早餐的人，一上午要忍饥挨饿，一旦有机会吃东西，便会多吃，或在午饭前吃一些高糖、高脂肪的零食。一天下来，会比平时摄取更多的热能，倒不如把一天的热能应摄取量分为3顿或4顿吃，使血糖不至忽上忽下，而且比较容易控制食量。

宜食蔬果降低血脂

医学专家研究认为，多食蔬菜、水果有助于降低血脂。因为肉类食品很容易增加脂肪，在人体内储存起来而使血脂增高。蔬菜、水果中的蛋白质或碳水化合物都不易转化为脂肪，特别是不含糖分的绿色蔬菜，可大大降低膳食的总热量与脂肪摄入量，对降低血脂更为有效。

宜饭前喝汤

对于较为肥胖的高脂血症患者，食疗专家主张宜饭前喝汤。人们喜欢喝汤，除了汤能滋润肠胃，帮助消化，促进食欲外，很重要的一点还在于它有一定的食疗作用。饭前喝汤比吃别的营养丰富的菜摄入的热量要少50千卡，因此对那些节制饮食减轻体重、降低体内过高血脂的人来说，如在一个星期中，有4次吃饭前喝汤，那么坚持10个星期，他们的体重将会减轻20%，血脂同样也会得到适当的控制。

饮食忌过饱

高脂血症患者进餐不宜吃得过饱。因为过多的食物，特别是高蛋白、高脂肪食品，较难消化，会使腹部胀满不适，膈肌位置升高，增加迷走神经兴奋性，从而影响了心脏的正常功能，又由于消化食物的需要，饭后全身血液较多地集中在胃肠道，使冠状动脉供血更显不足，进一步加重心肌缺血、缺氧，容易诱发心绞痛、心律失常，甚至发生急性心肌梗死而危及生命。晚餐过饱危险性更大，因为入睡后血液的流速较缓慢，如果晚餐进食脂肪较多，吃得过饱，血脂就会大大升高，极容易沉积在血管壁上，影响血管弹性，增加血管硬化病变的程度。因此，食疗专家建议，高脂血症患者应采取少食多餐的方法，每日吃4～5餐，每餐以七、八分饱为宜。

忌不吃早餐

虽说不吃早餐是所有人的禁忌之处，但对于高脂血症患者尤为重要。研究表明，不吃早餐的人，血中胆固醇比吃早餐的人要高33%左右，吃早餐的人比不吃早餐的人，患高脂血症可能性要小。临床也证实，早上起床后2小时内，心脏病发作的机会比其他时间高1倍左右，这种情况可能与较长时间没有进餐有关。科学家在研究血液黏稠度及血液凝集问题时发现，不

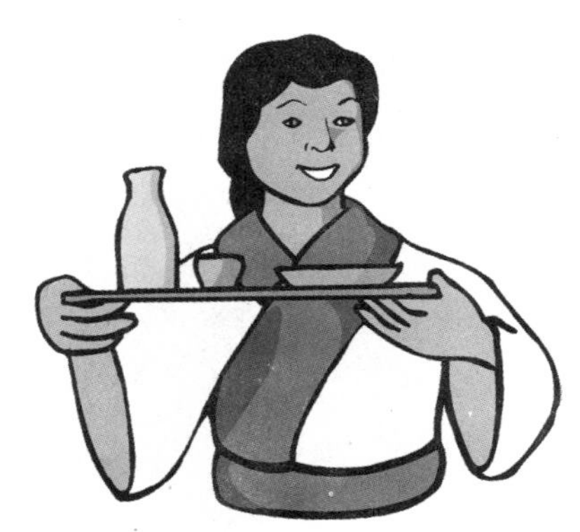

吃早餐的人血液黏稠度增加，易引起血脂增高。

季节饮食宜忌

人的血脂水平，在不同季节有非常显著的差异。血清胆固醇水平以秋季最高，夏季最低，而血清三酰甘油水平春季最高，秋季最低，所以秋季要减少蛋黄、动物内脏等高胆固醇食品的摄入，可适当增加动物性脂肪和植物油的摄入，防止血中胆固醇的增高和三酰甘油的减少，保证冬季的热量供应。夏季可适当增加蛋黄和动物肉类食品，保证体内所需胆固醇的供应。春季血清三酰甘油水平偏高，所以春季要减少动物性脂肪的摄入，同时要控制总能量摄入。

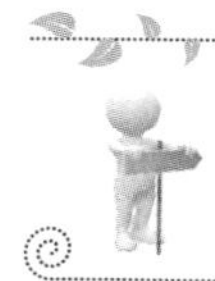

高脂血症患者药茶降脂宜忌

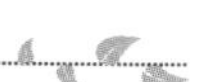

药茶疗法是指应用某些中药或具有药性的食品，经加工制成茶剂以及饮、汤、浆、 汁、水等饮料，用于防治疾病的一种方法。药茶不同于一般的茶饮，需要根据高脂血症患者的具体情况，依据药物的性能特点进行配方，并依据药茶的浸泡要求进行操作。药茶应用于临床，使用方便，

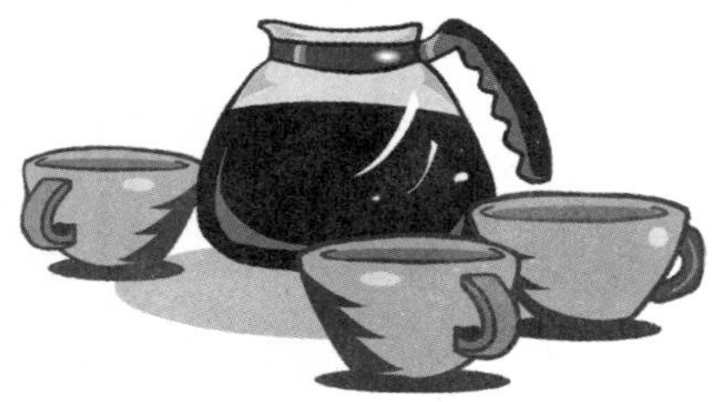

口味清甜，疗效可靠，具有既可治病又可养生之优点，深受人们的欢迎。现介绍几种能降低血脂的药茶方，以供选用。

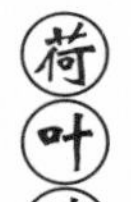

荷叶消脂茶

【配料】鲜荷叶 1 张（干荷叶半张）。

【制法】将荷叶洗净，切细丝，入锅，加水适量，煎煮 20 分钟，过滤取汁即成。

【用法】代茶，频频饮用，当日服完。

【功效】健脾利湿，消脂减肥。主治各种类型的高脂血症，尤其适宜夏季服用。

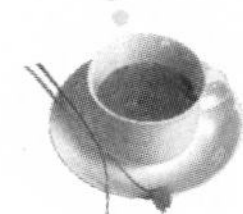

特别提醒

中药现代研究表明，荷叶有降血脂作用，对治疗高脂血症、动脉粥样硬化、冠心病有较为明显的疗效。据报道，某医疗机构以荷叶煎剂治疗高脂血症 235 例，降血胆固醇有效率为 55.8% ~ 91.3%，平均下降 1.01 毫摩尔/升；降低 β－脂蛋白有效率为 79.1%，平均下降 0.83 毫摩尔/升；以荷叶制成的荷叶片，按每日 3 次，每次 4 片量服用，降胆固醇及三酰甘油的有效率分别为 86.6% 和 83.4%，平均血胆固醇下降 1.70 毫摩尔/升，三酰甘油下降 0.67 毫摩尔/升。

乌龙降脂茶

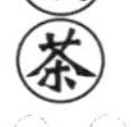

【配料】乌龙茶8克。

【制法】每次取4克乌龙茶，放入有盖的茶杯中，用沸水冲泡，加盖闷10分钟即可饮用。每杯茶可连续冲泡3～5次。

【用法】代茶，频频饮用。

【功效】消脂减肥。主治各种类型的高脂血症、肥胖症。

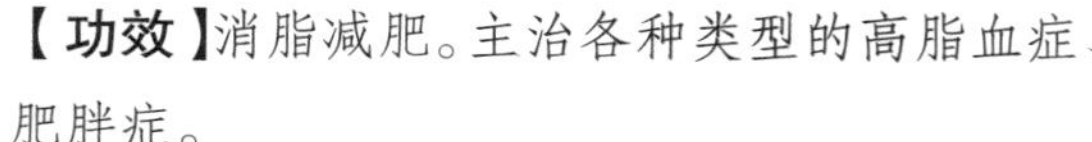

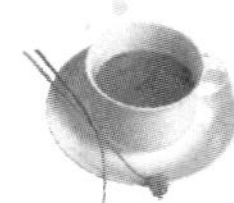

螺旋藻橘皮茶

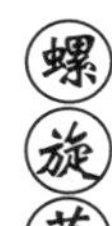

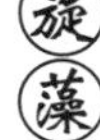

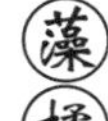

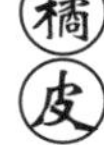

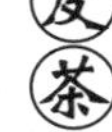

【配料】螺旋藻5克，鲜橘皮10克。

【制法】将植物钝顶螺旋藻拣去杂质，晒干，备用。将鲜橘皮用清水反复洗净，切成细丝，与螺旋藻同入杯中，用沸水冲泡，加盖，闷15分钟即可饮，一般可连续冲泡3～5次。

【用法】代茶，频频饮用。

【功效】降低血脂，健脾燥湿。主治各种类型的高脂血症。

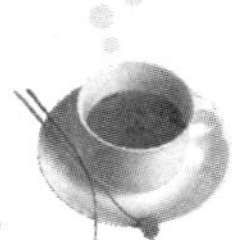

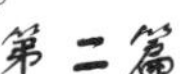

绞股蓝银杏茶

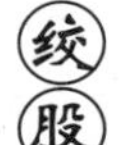

【配料】绞股蓝10克，银杏叶10克。

【制法】将绞股蓝、银杏叶分别洗净，晒干或烘干，共研为细末，一分为二，装入绵纸袋中，封口挂线，备用。每袋可冲泡3～5次。

【用法】每日2次，每次1袋，冲泡代茶饮用。

【功效】降低血脂。主治各种类高脂血症。

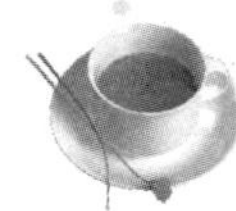

香菇茶

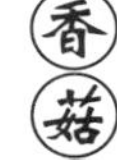

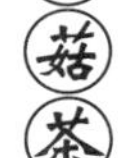

【配料】中等香菇（干品）5个。

【制法】将香菇洗净，切成细丝状，放入杯中，用煮沸的水冲泡，加盖，闷15分钟即可饮服。一般可连续冲泡3～5次。

【用法】当茶，频频饮服。

【功效】益气补虚，降低血脂，护肝。主治各种类型的高脂血症。

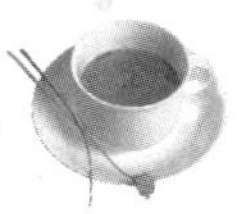

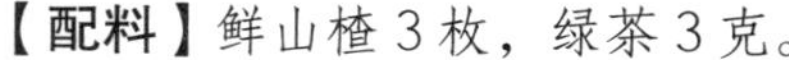

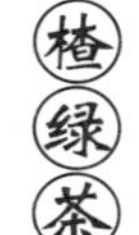

山楂绿茶

【配料】鲜山楂3枚，绿茶3克。

【制法】将鲜山楂拣去杂质，洗净，切成片，并将其核敲碎，与绿茶放入杯中，用沸水冲泡，加盖闷15分钟即可饮服。一般可冲泡3～5次。

【用法】当茶，频频饮服，当日服完。

【功效】消食健胃，行气散瘀，解毒，降低血脂。主治各种类型的高脂血症。

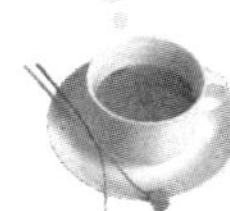

牛奶砖茶

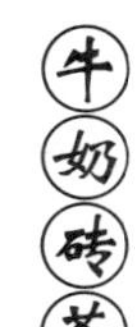

【配料】牛奶1瓶（约250毫升），砖茶5克。

【制法】烧锅置火上，加水300毫升，大火煮沸，投入切碎的砖茶，改用小火煮沸后保温5分钟，用洁净纱布滤去茶叶，回入锅中，备用。将精盐放入牛奶中搅匀，使之充分溶解倒入茶汁中，煮沸后即可饮服。

【用法】早晚饮用。

【功效】清热解毒，补虚，降脂。主治各种类型的高脂血症。

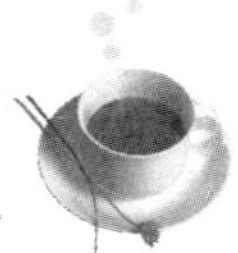

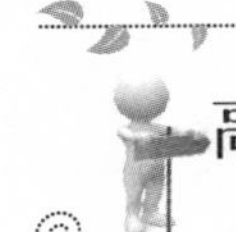

高脂血症患者宜吃的降脂粥

药粥疗法简单易学，不受任何条件限制，不需要高深的理论，只要通过实践，即可掌握。药粥疗法集医学理论、民间医疗经验于一体，具有价廉、实用的优点，只要运用得当，可收到明显的预防保健、防病治病作用。药粥疗法强调对高脂血症患者进行整体调理，有单纯药物所不及的独特疗效。更为重要的是，药粥疗法能将平时治疗寓于美食之中，长期坚持能达到其他疗法达不到的治疗效果，对于无病之人还可以起到强身健体的作用。实践表明，药粥疗法对高脂血症有较好的防治效果，且无不良反应，用料简单易寻，可根据自己的口味选用，如能长期坚持食用，大有裨益。

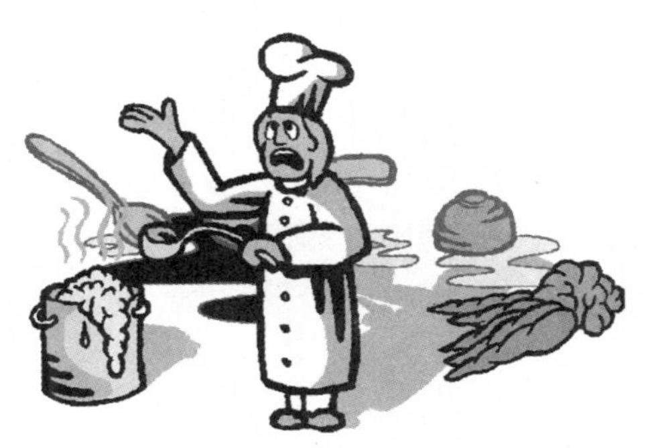

海带绿豆粥

【配料】海带50克，绿豆30克，粳米100克。

【制法】以上食物共煮粥。

【用法】每日服2次。

【功效】健脾胃，降血脂。适用于高脂血症及高血压病。

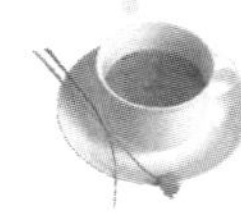

淡菜粳米粥

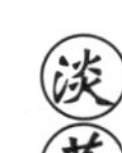
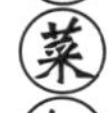
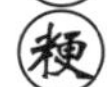
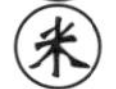
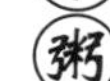

【配料】淡菜 50克，粳米100克。

【制法】淡菜温水浸泡3小时后烧开与粳米煮成粥。

【用法】每日早晚温服。

【功效】健脾胃，助消化，降血脂。适用于高脂血症及动脉粥样硬化。

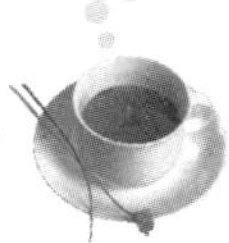

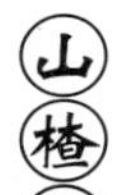

山楂粳米粥

【**配料**】山楂30克（或鲜山楂60克），粳米100克，砂糖适量。

【**制法**】将山楂煎取浓汁，去渣，同洗净的粳米同煮，粥将熟时放入砂糖，稍煮1～2沸即可。

【**用法**】每日早晚温服，10日为1疗程。

【**功效**】健脾胃，助消化，降血脂。适用于高脂血症、高血压病、冠心病，以及食积停滞，肉积不消。

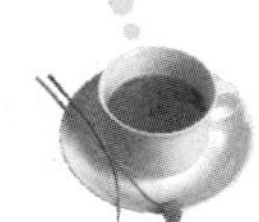

【**禁忌**】不宜空腹及冷食。

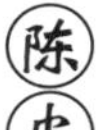
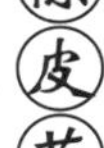
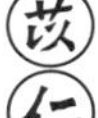
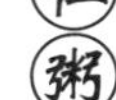

陈皮苡仁粥

【**配料**】陈皮15克，苡仁、粳米各50克，白糖适量。

【**制法**】将陈皮择净，放入锅中，加清水适量，浸泡5～10分钟后，水煎取汁，加苡仁、粳米煮粥，待熟时调入白糖，再煮1～2沸即成。

【**用法**】每日1剂。

【**功效**】利湿，祛痰，降脂。宜治中医痰浊中阻型高脂血症。

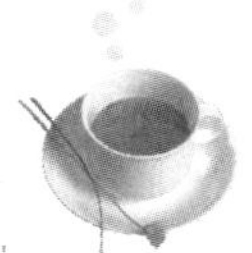

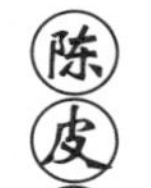
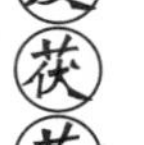
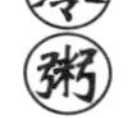

陈皮茯苓粥

【配料】陈皮、茯苓各10克，粳米100克。

【制法】将二药择净，放入锅中，加清水适量，浸泡5～10分钟后，水煎取汁，加粳米煮为稀粥。

【用法】早晚餐服食。

【功效】健脾胃，助消化，降血脂。适宜于高脂血症。

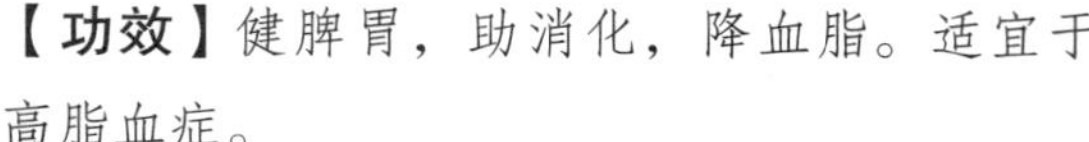

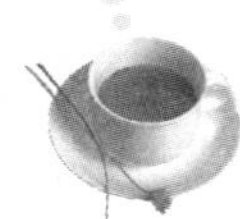

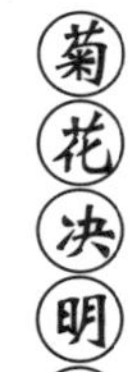

菊花决明粥

【配料】菊花10克，决明子10克，粳米100克，冰糖适量。

【制法】先把决明子放入砂锅内炒至微有香气，取出，待冷后与菊花煎汁，去渣取汁，放入粳米煮粥，粥将熟时，加入冰糖，再煮1～2沸即可食。

【用法】早晚餐服食。

【功效】清肝明目，降压，通便。适用于高血压病、高脂血症，以及习惯性便秘。

【禁忌】大便泄泻者忌服。

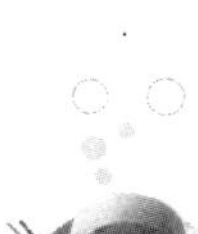

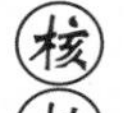

核桃酸牛奶

【配料】核桃仁 30 克，酸牛奶 150 毫升。

【制法】将核桃仁晒干或烘干，研成细末，备用。将酸牛奶与核桃仁细末同放入家用电动粉碎机中，捣搅 1 分钟即成。

【用法】早晚饮用。

【功效】补虚，降脂。主治各种类型的高脂血症。

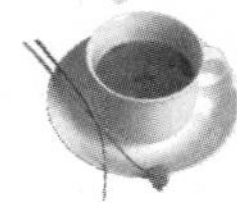

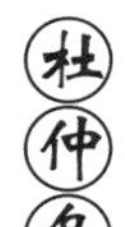

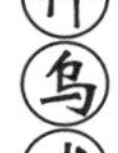

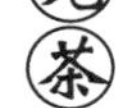

杜仲乌龙茶

【配料】杜仲 5 克，乌龙茶 5 克。

【制法】将上述药物一同用开水冲泡。

【用法】早晚饮用。每日 1 ～ 2 次。

【功效】补肝肾，强筋骨，降压，降脂。用于高血压病、高脂血症等。

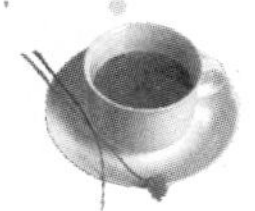

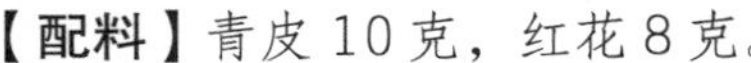

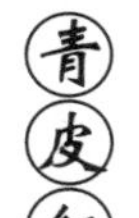
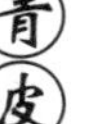
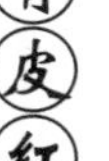
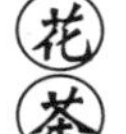

青皮红花茶

【配料】青皮 10 克，红花 8 克。

【制法】将青皮、红花分别拣去杂质、洗净，青皮晾干后切成丝，与红花同入砂锅，加水浸泡 30 分钟，煎煮 30 分钟，用洁净布过滤，去渣，取汁即成。

【用法】当茶，频频饮用，或早晚分服。

【功效】疏肝解郁，行气活血。主治中医肝郁气滞型高脂血症。

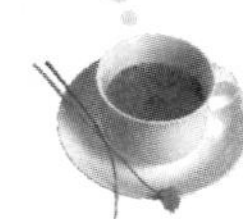

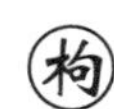
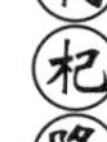
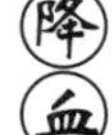
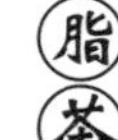

枸杞降血脂茶

【配料】枸杞子 15 克，女贞子 15 克。

【制法】将枸杞子、女贞子洗净，晒干或烘干，装入纱布袋，扎口后放入大杯中，用沸水冲泡，加盖，闷 15 分钟即可饮用，一般可连续冲泡 3 ~ 5 次。

【用法】代茶，频频饮用。

【功效】滋补肝肾，散瘀，降脂。主治肝肾阴虚型高脂血症。

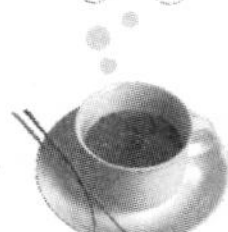

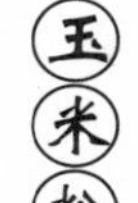

【配料】玉米粉、粳米各适量。

【制法】先以玉米粉适量，冷水溶和，待粳米粥煮沸后，调入玉米粉同煮为粥。

【用法】早晚餐服食。

【功效】益肺宁心，调中开胃。可作为高脂血症、冠心病、动脉硬化的辅助食疗。

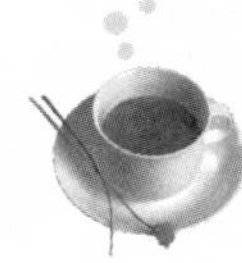

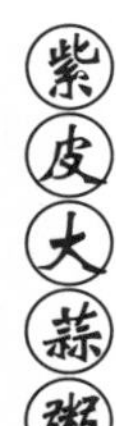

【配料】紫皮大蒜头 30 克，小米 100 克。

【制法】将紫皮大蒜头除去外皮，洗净后切碎，剁成蒜茸，备用。将陈小米淘洗净，放入砂锅，加水适量，大火煮沸后改用小火煨煮至小米酥烂稠黏、粥将成时调入紫皮大蒜茸，拌和均匀即成。

【用法】早晚分服。

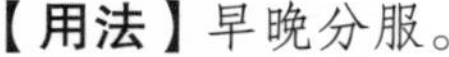

【功效】降脂，护肝。主治各种类型的高脂血症。

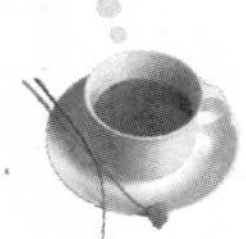

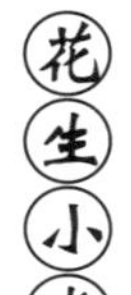

花生小米粥

【配料】花生30克，红枣5枚，小米100克，红糖10克。

【制法】将花生拣去杂质，剔除有芽头以及已有黄霉斑的坏花生米，洗净，晒干或烘干，入锅，小火翻炒至熟，研成细末状，备用。将红枣洗净，放入清水中浸泡片刻与淘洗干净的粟米同入砂锅，加水适量，大火煮沸，改用小火煨煮至粟米酥烂，粥将成时调入花生细末及红糖，拌和均匀即成。

【用法】早晚分服。

【功效】补虚，降脂。主治各种类型的高脂血症。

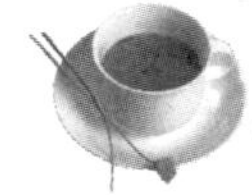

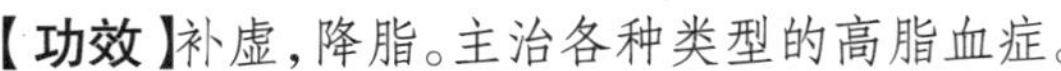

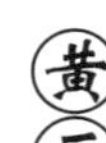
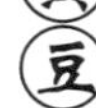
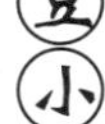
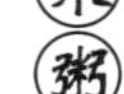

黄豆小米粥

【配料】黄豆50克，小米100克。

【制法】将黄豆洗净，放入清水中浸泡过夜，次日淘洗干净，备用。将小米淘洗净，与黄豆同入砂锅，加足量清水，大火煮沸后，用小火煨煮至黄豆酥烂为度。

【用法】早晚分服。

【功效】健脾宽中，活血通脉，降低血脂。主治各种类型的高脂血症。

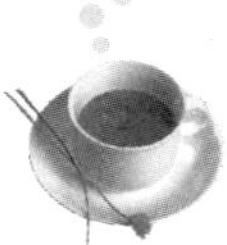

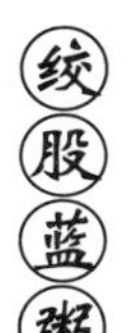

【配料】绞股蓝15克，小米100克。

【制法】将绞股蓝拣去杂质，洗净，放入药袋，扎口备用。将小米淘净后放入砂锅，加入适量水，先用大火煮沸，加入绞股蓝药袋，继续用小火煨煮30分钟，取出药袋，滤尽药汁，再用小火煨煮至小米酥烂即成。

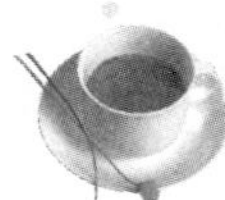

【用法】每日早晚温服。

【功效】降低血脂。主治各种类型的高脂血症。

特别提醒

现代中药研究发现，绞股蓝能降血脂，降血压，增加冠脉和脑血流量，在防治高脂血症、动脉粥样硬化症、高血压病、冠心病、中风、糖尿病以及肥胖症等方面疗效显著。临床研究中，用绞股蓝冲剂对42例高脂血症患者治疗1个月，血清胆固醇和三酰甘油明显降低，高密度脂蛋白有所提高。动物实验研究中发现，绞股蓝的提取液喂养大白鼠，对明固醇、β－脂蛋白的代谢有促进作用，长期服用能加速脂类代谢，但又未超越正常范围，有学者认为，这种改变可能是加速胆固醇转成维生素D及胆汁酸和高密度脂蛋白的合成。而且，绞股蓝的显著降低血脂作用与抑制脂肪细胞产生游离脂肪酸及合成中性脂肪有关。

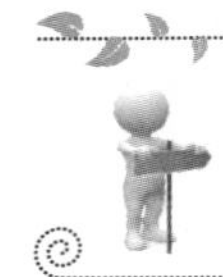

高脂血症患者宜喝的降脂汤

汤羹保健是中国饮食文化与中医药文化相结合的产物，厨师调五味，医生亦调五味，既有共性又有不同之处，对食疗的把握即是将两者巧妙地结合在一起，无论是从历史源流、方药构成、制作过程或科学分析各个方面来看，汤羹保健都是饮食与医药的精华所在。但需要说明的是，作为高脂血症患者的保健汤羹，首先应满足食物应该具有的色、香、味、形等基本要求；而从作为药的一方面来说，则应尽量发挥食物本药性的功效，并进行合理搭配，辨证用膳。即使需要加入药物，药物的性味也要求尽量甘、淡、平和、无异味，不能因用药就丢了膳。

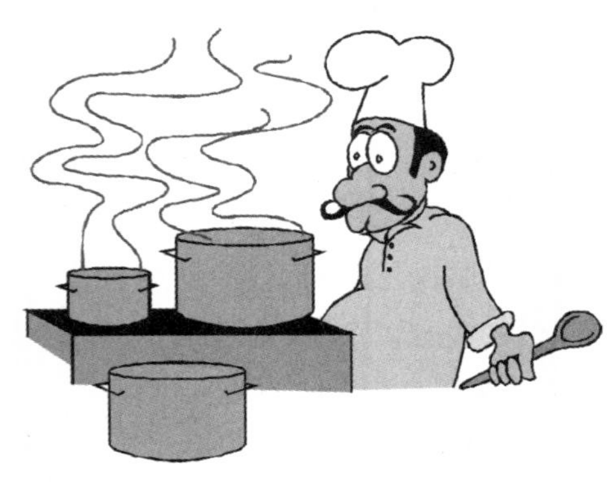

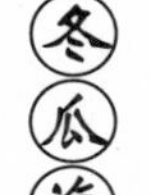
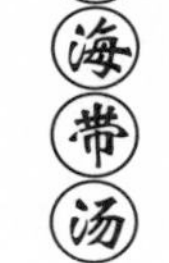

冬瓜海带汤

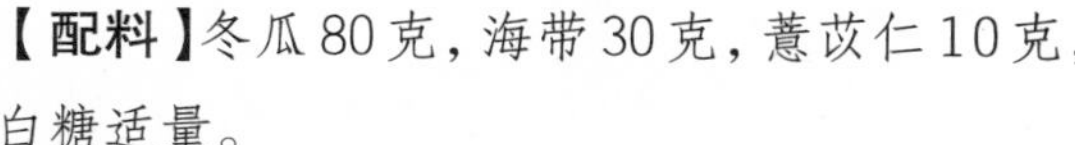

【配料】冬瓜 80 克，海带 30 克，薏苡仁 10 克，白糖适量。

【制法】将海带洗净，切丝，冬瓜切块，三者加水同炖至烂熟后，白糖调服。

【用法】每日 1 剂，佐餐食用。

【功效】利尿，降胆固醇，降血压。适宜于高脂血症、高血压病患者饮用。

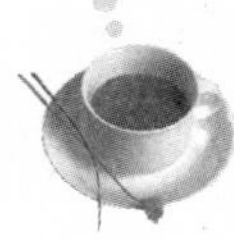

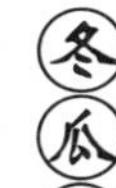
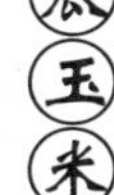

冬瓜玉米汤

【配料】胡萝卜 300 克，冬瓜 500 克，玉米 1 个，冬菇（浸软）5 朵，瘦肉 150 克，姜 2 片，盐适量。

【制法】胡萝卜去皮洗干净，切块。冬瓜洗干净，切厚块。玉米洗干净，切块。冬菇浸软后，去蒂洗干净。瘦肉洗干净，汆烫后再洗干净。适量水煲滚，下胡萝卜、冬瓜、玉米、冬菇、瘦肉、姜片，煲滚后以慢火煲 2 小时，下盐调味即成。

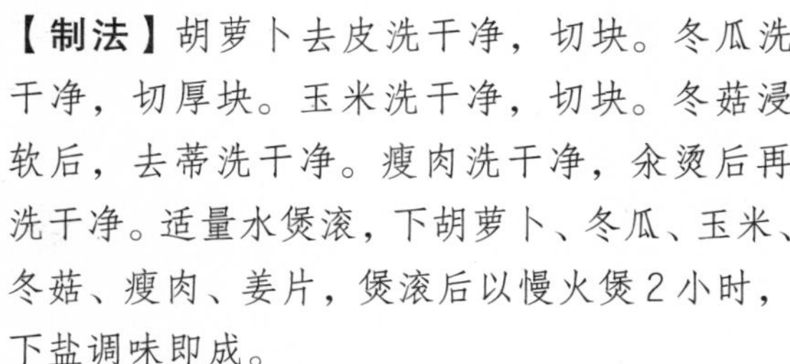

【用法】佐餐食用。

【功效】利尿，降胆固醇，降血压。适宜于高脂血症、高血压病。

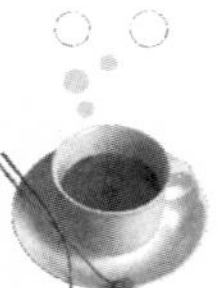

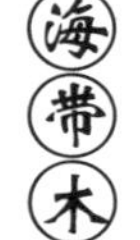

海带木耳汤

【配料】海带、黑木耳各15克，切丝，瘦猪肉60克。

【制法】海带、黑木耳各15克，切丝，瘦猪肉60克，切丝或薄片，用淀粉拌好，与海带丝、木耳丝同入锅，煮沸，加入味精和淀粉，搅匀即成。

【用法】佐餐食用。

【功效】利尿，降胆固醇，降血压。适宜于高脂血症、高血压病患者饮用。

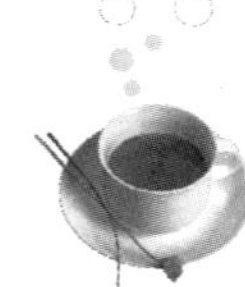

菊花鲜鱼汤

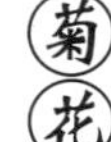

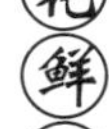

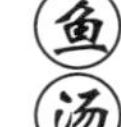

【配料】杭菊花10克，鲜河鱼1条(250～500克，去杂，洗净)。

【制法】杭菊花、鲜河鱼加入酒、姜、葱等调料后一起煮汤，

【用法】佐餐食用。

【功效】平肝息风，清热明目。适用于高脂血症伴有高血压、头晕、头痛、目赤、目糊、咽痛等症。

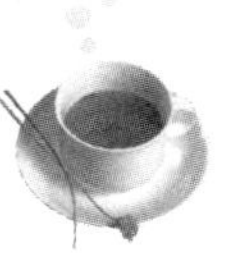

第三篇

第三篇

高脂血症患者营养素调衡宜忌

高脂血症患者宜均衡营养素

高脂血症是现代人的常见病，与其体内营养素的失衡密切相关。一般而言，碳水化合物主食占50% ~ 55%，蛋白质占10% ~ 20%，脂肪占30%左右。这30%的脂类食物中动物脂肪不得超过1/3，特别是动物脂肪不可多吃。同时，一天吃的胆固醇不超过300毫克。三酰甘油高的人要少吃碳水化合物、少吃糖，必要时要在医生指导下使用药物治疗。另外，高脂血症患者应注意国家推荐的居民膳食的营养宝塔，以促进身体内营养素的平衡，尽快使高脂血症康复。居民膳食营养宝塔的主要内容为：

第一层（底层）：谷类，包括米、面、杂粮。这类主要提供碳水化合物、蛋白质、膳食纤维及B族维生素。它们是膳食中能量的主要来源。每位成人每天要吃350 ~ 500克。

第二层：蔬菜和水果。这类主要提供膳食纤维、矿物质、维生素。蔬菜和水果各有特点，不能完全相互替代，不可只吃水果不吃蔬菜。一般来说红、绿、黄色较深的蔬菜和深黄色水果含营养素比较丰富，所以应多选用深色蔬菜和水果。每天应吃蔬菜400 ~ 500克，水果100 ~ 200克。

第三层：鱼、虾、肉、蛋（肉类包括畜肉、禽肉及内脏）类。这类主要提供优质蛋白质、脂肪、矿物质、维生素 A 和 B 族维生素。它们各自营养素的含量有所不同。每天应吃 150 ～ 200 克。

第四层：奶类和豆类食物。奶类主要包括鲜牛奶、奶粉等。除含丰富的优质蛋白质和维生素外，含钙量较高，且利用率也高，是天然钙质的好来源。豆类含丰富的优质蛋白质、不饱和脂肪酸、钙及维生素 B_1、维生素 B_2 等。每天应饮鲜奶 250 ～ 500 克，吃豆类及豆制品 50 ～ 100 克。

第五层（塔尖）：油脂类。包括植物油等，植物油主要提供能量，还可提供维生素 E 和必需脂肪酸，但每天食用量不要超过 25 克。

特别提醒

膳食平衡宝塔是科学饮食的总结，那么该如何对待膳食平衡宝塔呢？每一个人可参照平衡膳食宝塔，根据自己的情况确定自己的食物需要量，比如年轻人、劳动强度大的人需要能量高，应适当多吃主食，老年人、活动少的人需要能量少，可少吃些主食。平衡膳食宝塔建议的各类食物摄入量是一个平均值和比例，每日膳食中应当包括宝塔中的各类食物，各类食物的比例也应基本同膳食宝塔一致。当然日常生活中没有必要样样照着宝塔推荐量吃，例如不必每天吃 50 克鱼肉，可以每周吃

2～3次，重要的是一定要遵循宝塔各层各类食物的大体比例，同类互换，调配丰富多彩的膳食，合理分配三餐食量，养成习惯，长期坚持。

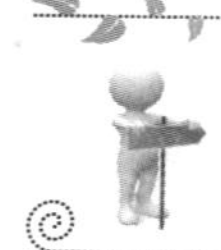

高脂血症患者宜补的维生素

维生素是人体不可缺少的一种营养素，是“维持生命的营养素”。从基本的生物化学概念看来，它们是这样的一类有机物：在人体内的含量很小，但生理作用很大，因为它们参与人体物质与能量代谢，调节广泛的生理与生化过程，从而维持了人体正常的生理活动。因此，有人把维生素称作“生命催化剂”。但它与我们熟悉的三大营养物质（蛋白质、脂肪、糖类）不同，其本身既不是构成人体组织器官的成分，也不能为人体提供能量，它主要参与人体内的生理调节过程。目前被公认的人体必需的维生素有14种。这

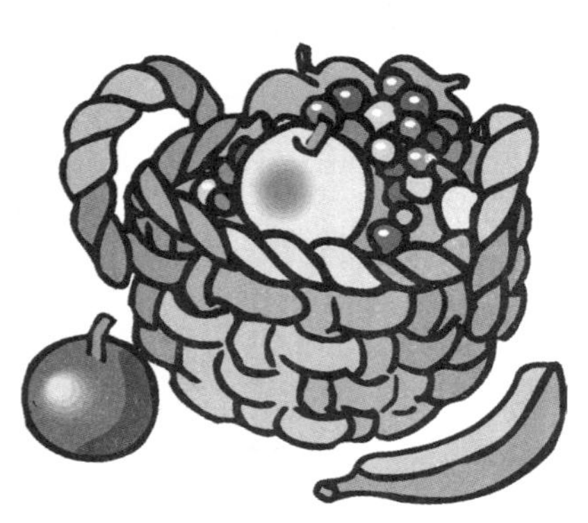

些维生素的结构复杂，理化性质和生理功能各不相同。

特别提醒

维生素依据其溶解性能可分为脂溶性及水溶性维生素两类。脂溶性维生素易溶于脂肪和大多数有机溶剂，不溶于水。常用的脂溶性维生素有：维生素 A、维生素 D、维生素 E 和维生素 K 等。脂肪是脂溶性维生素的载体，如果摄入的食物中缺少脂肪，那么这些维生素将无法被人体吸收和利用，从而引起这部分维生素缺乏的症状。所以完全食素是不利于健康的。

宜补维生素 C

维生素 C 能促进胆固醇降解，促使其转为胆汁酸，从而降低血清总胆固醇的水平；能增加脂蛋白脂酶的活性，从而降低血清三酰甘油水平。维生素 C 还是一种重要的生理性抗氧化剂，在对抗由自由基引发的脂质过氧化反应中发挥重要作用。脂质的过氧化反应可能是促发动脉粥样硬化形成的因素之一。因此，体内维生素 C 缺乏可导致脂质过氧化反应增强。由于维生素 C 对血脂的调节作用，所以其在防治动脉粥样硬化、高脂血症中的作用已受到人们的重视。营养专家认为对体内维生素 C 水平较低或缺乏维生素 C 的老年人，适量补充维生素 C 对防治动脉粥样硬化、高脂血症是有益的。

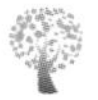

宜补维生素 E

据报道，给予维生素 E 可延缓动物动脉粥样硬化病变的形成；缺乏维生素 E 的家兔，10 周内血清总胆固醇（TC）水平可升高 60%，其中主要是低密度脂蛋白胆固醇（LDL-C）和极低密度脂蛋白胆固醇（VLDL-C）增高；给予因喂食胆固醇而形成的高胆固醇血症的家兔大剂量维生素 E，4 周后血清总胆固醇水平开始下降，8 周可降低 50%。此外，维生素 E 可能影响参与胆固醇分解代谢的酶的活性，有利于胆固醇的转运与排泄，从而对血脂水平起调节作用。研究发现，维生素 E、维生素 C、维生素 B_2 联用可取得抗氧化和调节血脂的协同作用的效果，提示有可能用较低剂量的药物联用，产生比大剂量的单一用药更为高效而安全的应用效果。

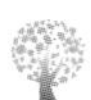

宜补维生素 B_1

现在人们对维生素 B_1 功用的认识已远不限于对脚气病的治疗。科学家发现它更重要的作用。

（1）维生素 B_1 缺乏会出现脂肪代谢障碍，出现脂肪消化吸收不良、高脂血症。

（2）参与机体糖代谢过程，参与体内酶的形成，促进成长，帮助消化，特别是糖类的消化；维持神经、心脏及消化系统正常功能。

（3）改善精神状况；维持肌肉、心脏活动的正常；能减轻晕机、晕船。

（4）缓解牙科手术后的痛苦；对消耗性疾病、疱疹、甲状腺功能亢进等症均有效果；能刺激胃肠蠕动，促进食物排空，增进食欲。

（5）具有营养神经、消除疲劳、利尿等功能。

因此，高脂血症患者应补充维生素 B_1。

宜补维生素 B_6

维生素 B_6 在机体内参与多种物质的代谢过程：它是合成血红蛋白的组成成分——叶酸化合物所必需的物质；对从肠道中吸收氨基酸起重要作用；参与遗传物质核酸的代谢；参与肌肉和肝中糖原分解转化为葡萄糖的代谢过程。维生素 B_6 与白细胞、血红蛋白的生成有关；有助于释放蛋白质提供的能量，帮助免疫和神经系统的正常运转，促进红血球的生成；具有帮助人体消化、促进蛋白质和脂肪代谢的功能，可降低血中胆固醇的含量；帮助色氨酸转化为烟酸；防治各种神经、皮肤疾病；能缓解呕吐（特别是妊娠呕吐）；能减缓夜间肌肉痉挛、脚抽筋、手麻痹等手足神经炎病症。维生素 B_6 是天然利尿剂，有益皮肤，还有美发之效，所以经常得到女性的青睐。维生素 B_6 对防治女性疾病同样大有益处，因为女性的雌激素和皮质激素代谢也

需要维生素 B_6 参加。

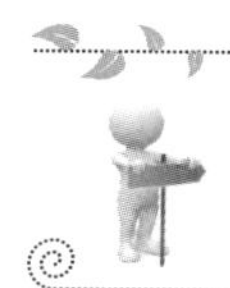

高脂血症患者补矿物质宜忌

人体所含各种元素中，除碳、氢、氧、氮主要以有机化合物形式存在外，其他各种元素无论含量多少统称为矿物质。营养专家说，矿物质在人体中仅占 3.5%，而它在生命过程中起的作用却是不可估量的。宇宙间的一切物质，无论是有生命的，还是无生命的，都是由元素参与构成的，尤其是矿物质，它在人生命过程中起着重要作用，参与人体组织构成和功能形成，是人体生命活动的物质基础。人体内约有 50 多种矿物质，我们经常提起的人体所需的矿物质有钙、镁、钠、钾、磷、硫、氯、铁、铜、锌、硒等，而这些矿物质的功能各不相同，在人体内有不同的作用。高脂血症是人们易于遇到的疾病之一，目前研究较多并认为可能与血脂代谢有关的矿物质有以下

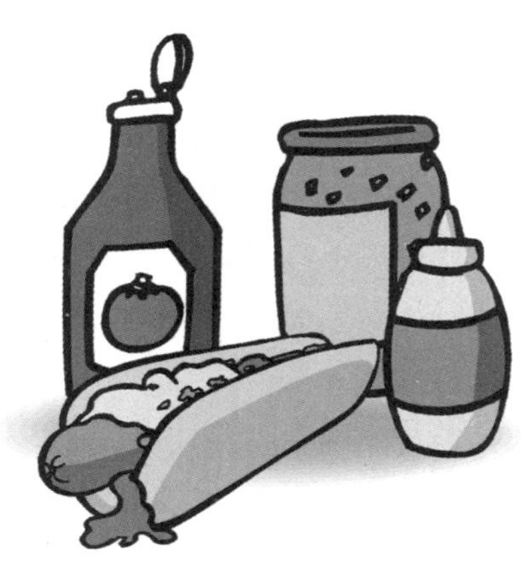

几种而宜补之。

宜补钙

钙有助于降低血液中的胆固醇，防止心脏病的发作。科学研究表明，高钙食品能帮助正常人每天多排除饱和脂肪酸，使胆固醇总量下降，且使低密度脂蛋白下降，同时高密度脂蛋白水平仍可维持原状。

食疗专家提倡补钙以食补为主，生活中要调整膳食结构，增加奶制品的消费和在食品中强化钙，是改善钙缺乏最有效途径。钙的食物来源以乳制品及乳为最好，不但钙含量多，而且人体容易吸收利用。当膳食中的钙不能满足机体需要并引起中度和严重缺钙才需要服用含钙药物和钙制剂。成年人不分性别每天钙的摄入量为800毫克，孕妇1000～1500毫克。

宜补锌

锌对机体代谢起着广泛的调节作用。大量研究证明，缺锌可引起血脂代谢异常。实验还表明，对缺锌大鼠给予适量补锌15天，血脂指标能完全恢复正常。这充分说明补锌是防治高脂血症的有效方法之一。

锌在自然界广泛存在，但主要存在于海味及肉类食物中，这是因为一般含蛋白质较高的食物其含锌量都较高，如肉类、猪肝、家禽，尤其在海产品中含量更高，如牡蛎、海蟹，在田螺、黄鳝中含量也不低。植物性食物不但含锌量较低，且吸收率也差，并可受到加工的影响。如粮食类加工越精细锌的含量就越低。豆类如黄豆、绿豆和赤豆及坚果类中都含有一定量的锌。人的初乳锌含量较高，以后逐渐减少。高脂血症患者除依靠食品补充锌外，可在医生的指导下补充适量的锌制剂。

宜补铜

体内缺铜的人，血脂水平易于升高。研究发现，在遗传性铜转运紊乱综合征的患者体内，铜含量严重低下，而三酰甘油异常升高，这也充分说明铜对血脂代谢有一定影响。

人体如果缺铜，应在每日膳食中最好进食适量含铜丰富的食物。许多天然食物中含有丰富的铜，如坚果类（核桃、腰果）、豆类（蚕豆、豌豆）、谷类（小麦、黑麦）及蔬菜等；动物的肝脏、肉类及鱼类也含有一定数量的铜；另外饮用水中有低含量的铜，也能补充人体所需的部分铜。如果使用的是铜水管，饮用水中的铜含量则有所增加，使人体中铜的补充更多些。但需要指出的是，由于铜对人体安全的范围相对较窄。因此，每人每天食入富含铜质的食物不宜过多。

宜适量补充锰

锰为一切生物和人体代谢必需的微量元素，其含量在人体虽然较少，可是在一切组织中都可以找到它，肝、脑、肾、胰及垂体内更是不可缺少，并以骨骼、肝、脾、胰中最多。锰对人体的生长发育、繁殖、内分泌、神经、骨骼、造血、心血管系统均有重要的作用，有抗衰老、抗癌作用。一旦缺锰，细胞及机体将加速衰老过程，所以人们将锰称着与长寿有关的元素。锰能抑制实验家兔的动脉粥样硬化病变的形成。缺锰与缺铬相似，会引起葡萄糖耐量降低及脂质代谢异常。所以高脂血症患者宜适量补充锰。

宜适量补充铬

缺铬的人的体内血清三酰甘油易增高。临床试验报道，给健康者每日服用氯化铬 200 毫克，12 周后，血清三酰甘油下降。这也说明铬与高脂血症密切相关。铬的补充主要靠食物，红糖、全谷类糙米、未精制的油、小米、胡萝卜、豌豆含铬较高。一般的说，妊娠女性、经产妇、营养不良儿童、老年人、长期吃规定配方膳食者和用胰岛素治疗的糖尿病患者最容易缺铬。因此，追求健康和长寿的人们，应注意自己的饮食搭配，务必吃些动物肝脏、带皮马铃薯、新鲜蔬菜、面包、蜜糖等含铬较高的食物。

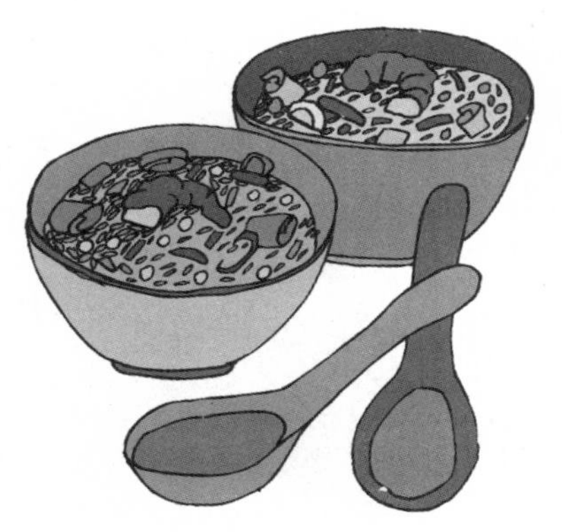

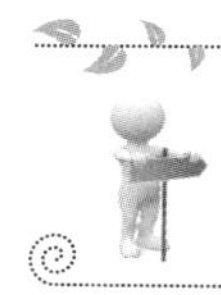

高脂血症患者食用脂类宜忌

脂类是脂肪、类脂的总称。脂肪又称脂质。我们在饮食中摄取的脂肪，其实包括油和脂两类。一般把常温下是液体的称作油，如菜籽油、大豆油、花生油等，而把常温下是固体的称作脂，如羊油、牛油、猪油等。并不是所有植物脂肪都是油，如椰子油就是脂；并不是所有动物脂肪都是脂，如鱼油便是油。在结构上，脂肪是由甘油和脂肪酸组成的三酰甘油，其中甘油的分子比较简单，而脂肪酸的种类和长短却不相同。因此脂肪的性质和特点主要取决于脂肪酸。不同食物中的脂肪所含有的脂肪酸种类和含量不一样，自然界有40多种脂肪酸。

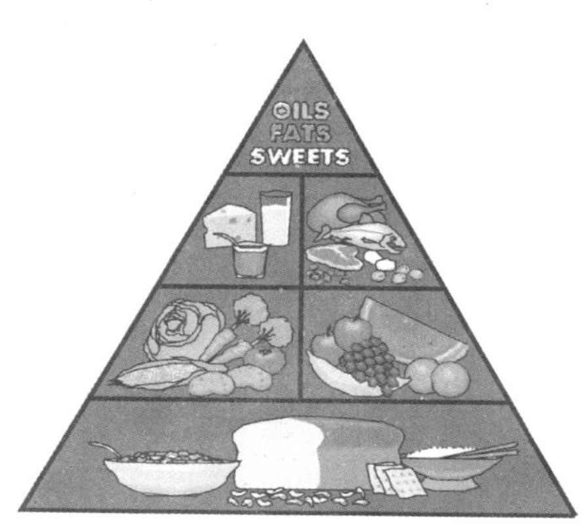

三酰甘油就是脂肪的一种，在食物中占脂肪的98%。脂肪不分为有益和无益，只要适量吸取，所有养份都是人体需要的。对于高脂血症者，应如何补充呢？

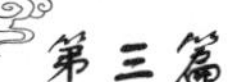

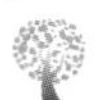

宜补卵磷脂

卵磷脂是近年新兴的保健品。卵磷脂被称为血管的“清道夫”，具有乳化分解油脂的作用，可增进血液循环，改善血清脂质，清除过氧化物，使血液中的胆固醇及中性脂肪含量降低，减少脂肪在血管内壁的滞留时间，促进血管粥样硬化斑的消散，防止由胆固醇引起的血管内膜损伤。从而对高脂血症的预防和治疗具有显著的功效。早在20世纪60年代，食疗专家就证实卵磷脂对高脂血症患者健康有积极作用。食疗专家指出，卵磷脂作为一种功能性的健康食品，不是立即见效的，而是应坚持服用而方达到全面、长远、稳定的效果，同时又没有药物的不良反应，适合于高脂血症患者使用。

宜补深海鱼油

深海鱼油的主要成分是DHA（二十二碳六烯酸）和EPA（二十碳五烯酸），具有降低胆固醇、预防心血管疾病的功能；还能预防血栓形成，降低血液黏稠度，促进血液循环，以及消除疲劳，缓解痛风和风湿性关节炎。DHA和EPA是大脑、神经细胞的重要组成部分，具有健脑益智、延缓衰老的功效。爱斯基摩人生活在北极，据说他们的胆固醇都不高，而且患高脂血症、冠心病的也极少，这与他们常年吃的是鱼肉和鱼油有关。所以患有高脂血症的患者可以适当服用深海鱼油。

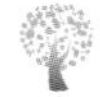

应低脂饮食

什么是低脂饮食呢？进食含脂类物质尤其是三酰甘油、胆固醇比例较少的食物，这种结构的饮食被称之为低脂饮食。生活中强调低脂饮食同样是针对一些物殊的群体。例如，中老年人群及高脂血症患者血中脂类物质三酰甘油、胆固醇的含量已超过正常值，若想尽可能减轻高脂血症对机体的危害，就必须进行膳食结构的调整，食用低脂饮食。目前市场上的一些无脂食品并不意味着此类食品不含提供能量的营养素。一般来说脂类低或缺乏的食品，碳水化合物的比重是较大的。多吃碳水化合物后产生的多余热量会增加机体合成脂肪。因此就算有些食品标签上说的是“无脂”，也不可以随意的吃。

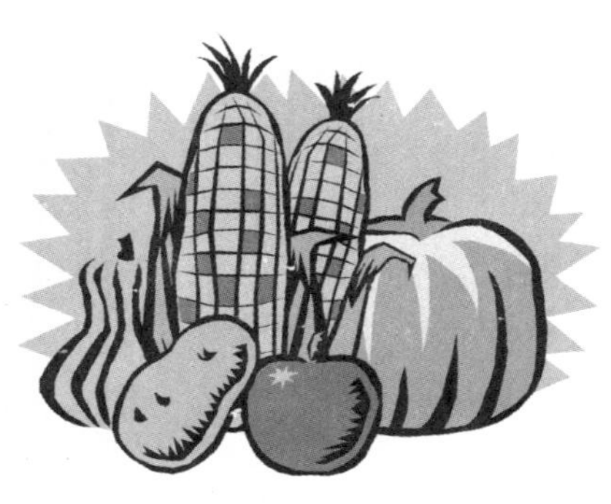

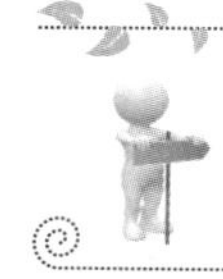

高脂血症患者摄取食用油宜忌

食用油可分植物性与动物性两大类。食用油有改善食

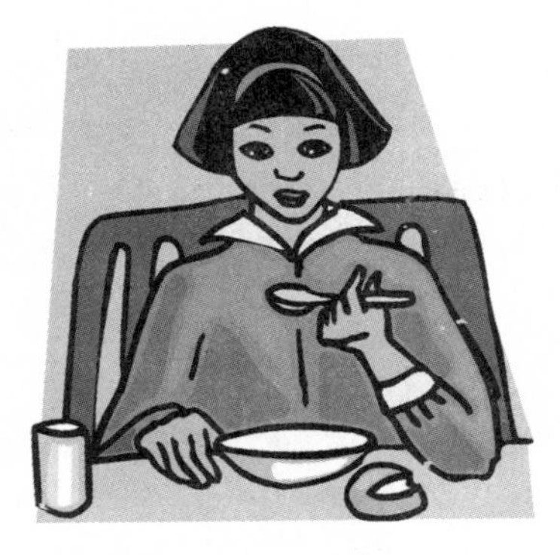

物味道，提供大量热能及脂溶性维生素和必需脂肪酸的作用。动物性脂肪主要为饱和脂肪酸且含有一定量的胆固醇，可使患者血脂增高。植物性脂肪中含有大量的不饱和脂肪酸,不含有胆固醇，有改善血脂的作用。故通常情况下高脂血症患者烹调应多选择植物油。

宜常适量吃玉米油

玉米胚油又称玉蜀黍油、粟米油。它是从玉米中分离的玉米胚芽，采用压榨方式精制而成。它既去除了油脂中的各种有害物质,又保留下玉米胚油所特有的营养与芳香，是为家庭健康所需的高级食用油。事实上,在欧美发达国家，玉米胚米油作为一种具有更高营养、更有益于健康的食用油，享有“健康油”“放心油”“长寿油”等诸多美誉。

玉米油中不饱和脂肪酸高达80%以上，其中50%是亚油酸，吸收率非常高，是高血压病、高脂血病、冠心病和肥胖患者的理想食用油。它有延缓人体衰老的功效，可降低人体内胆固醇的含量，增强人体肌肉和心脏、血管系统的功能，提高机体的抵抗能力，是一种胆固醇吸收的抑制剂。近年来，国外学者进行了许多膳食控制试验，结果表明，食用富含不饱和脂肪酸的油脂，包括玉米油，再限制并减少进食动物内脏及蛋黄等，对预防高脂血症、冠心病均有好处。此外，对年龄较轻而血中胆固醇浓度已较高的人来说，玉米油降低血中胆固醇的效果及预防冠心病的效果均较好。

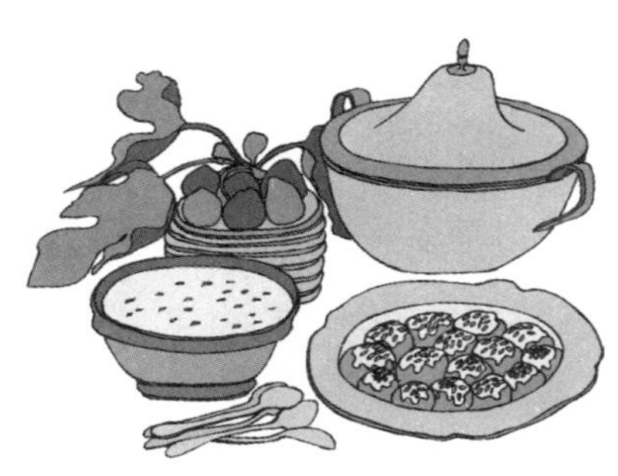

玉米油之所以是一种理想的保健油；其中还有一条原因是玉米油结构性稳定，即使在深度煎炸时也具有相当的稳定性，比其他油有较长的保质期。由于玉米胚油具有以上特性，所以它很适合快速烹炒和煎炸用油，既可以保持蔬菜和食品的色泽、香味，又不损失营养价值。

宜常适量吃花生油

花生油是人们经常使用的食用油。花生油具有花生的香味，是中国人日常生活中的一种主要食用油。花生油可提供给人体大量营养，而且能增加食品的美味，是构成人体内多种组织成分的重要原料。临床观察中发现，食用花生油，可使肝内的胆固醇分解为胆汁酸，能促使其排泄增强。花生油不仅能降低胆固醇，还能预防中、老年人动脉粥样硬化和冠心病的发生。临床应用也表明，对高脂血症、冠心病、动脉硬化症、高血压病等病症，均有良好的

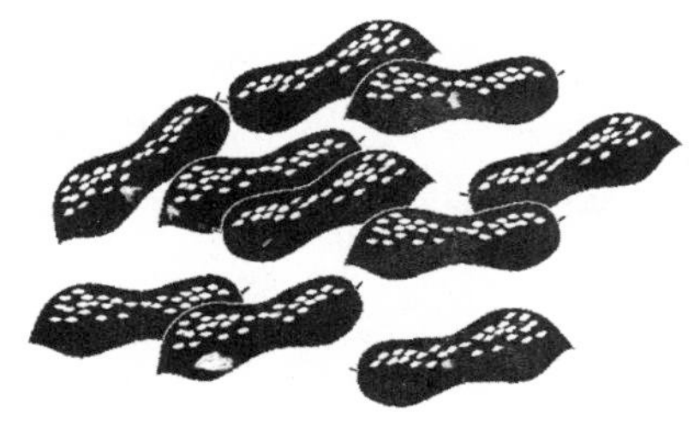

治疗效果，降低胆固醇的作用亦较明显。这是因为花生油含不饱和脂肪酸 80 % 以上（其中含油酸 41.2 %、亚油酸 37.6%），还含有软脂酸、硬脂酸和花生酸等饱和脂肪酸 19.9%，还含有磷脂、维生素 E、胆碱等对人体有益的物质。

宜常适量吃豆油

豆油为从黄豆榨取的植物油，可供食用，可疗疾。大豆油的色泽较深，有特殊的豆腥味；热稳定性较差，加热时会产生较多的泡沫。大豆油含有较多的亚麻油酸，较易氧化变质并产生“豆臭味”。从食用品质看，大豆油不如芝麻油、葵花籽油、花生油。从营养价值看，大豆油中含棕榈酸、硬脂酸、花生酸、油酸、亚油酸、亚麻油酸，是脂肪酸构成较好的油，有显著降低血中胆固醇含量，预防心血管疾病的功效。大豆中还含有多量的维生素 E、维生素 D 以及丰富的卵磷脂，对人体健康均非常有益。另外，大豆油的人体消化吸收率较高。所以大豆油也是一种营养价值很高的优良食用油。

宜常吃调和油

许多人已经知道长期食用单一品种的油不利于人体健

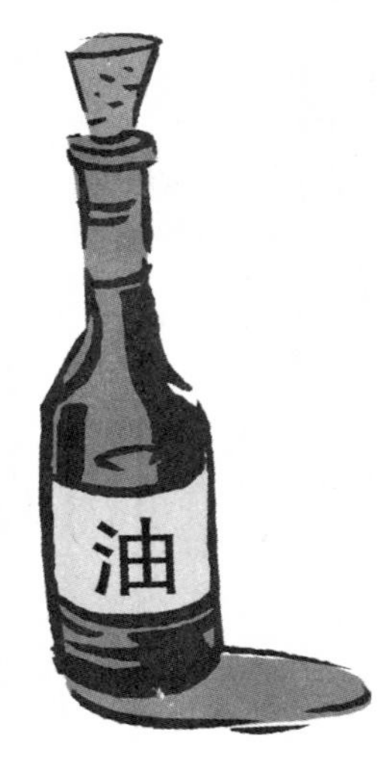

康，但是，人为调换油种毕竟太麻烦，况且由于植物油中，不同的油含有不同的脂肪酸，要让人们达到食疗专家所提倡的合理均衡的脂肪酸比例，任何一个单一油种都难做到。况且脂肪酸比例是在分子结构层面的科学结论，简单地挑不同的油轮换着吃，也很难达到合理科学的比例。于是食疗专家将多种油经过科学提炼和配方，调配出科学均衡比例的调和油。由此可见，调和油显然不是简单的混合油，如果没有科学的理论作为基础，合理科学地调配，脂肪酸就无法真正均衡。没有脂肪酸的均衡，营养均衡就是一句空话，没有营养均衡，高脂血症就难以改善。因而，高脂血症患者宜常吃调和油。

宜适量吃菜籽油

菜籽油就是俗称的菜油，又叫油菜籽油、香菜油，是用油菜籽榨出来的一种食用油。菜籽油中含花生酸、油酸、亚油酸、芥酸、亚麻酸。从营养价值方面看，人体对菜籽油消化吸收率非常高，并且有利胆功能。在肝脏处于病理变化状态下，菜籽油也能被人体正常代谢。菜籽油所含的亚油酸等不饱和脂肪酸和维生素 E 等营养成分能很好地被机体吸收，具有一定的软化血管、延缓衰老的功效。另外，菜籽油还含有一定量的磷脂，对血管、神经、人脑的发育十分重要。菜籽油的胆固醇很少或几乎不含，所以更适合于高胆固醇症的人食用。但需要指出的是，高脂血症伴有冠心病的患者不可多吃菜籽油，这是因为，菜籽油含有40%的芥酸。对于正常人，芥酸并不可怕，但对于心脏病患者可造成“心肌脂肪沉积”现象，直接危害身体健康。所以，患有各类心脏病，尤其是冠心病、高血压病的患者在日常用油时，应尽量少吃或不吃菜籽油。这也是联合国粮农组织及世界卫生组织已对菜籽油中芥酸含量做出限量的原因。

宜常适量吃米糠油

米糠油是一种保健性食用油，其营养价值超过豆油、菜籽油等。由于米糠中含有大量营养物质，米糠油除具备米糠中的营养物质外，其脂肪酸的组成比较合理，含亚油酸、油酸比例为1：1。而营养专家认为油酸和亚油酸的比例以1：1为佳，这样的油脂具有较高的营养价值。因此，认为米糠油也是营养价值高的食用油脂之一。另外，由于米糠油中不仅含有大量的亚油酸等不饱和脂肪酸，还含有丰富的维生素、磷脂。米糠油还能确实有效地缓解心脏和脑疾患，其有效性表现为可降低血中低密度脂蛋白的浓度，使高密度脂蛋白有所上升。有资料表明，食用米糠油一段时间后人体血中胆固醇能明显降低。我国盛产稻谷，米糠资源非常丰富，从米糠取油大有作为。现在，米糠油已成为城镇居民的重要油源之一。

忌食用氢化油

什么是氢化油呢？氢化油是指在液体植物油中注入氢气，使它固化，变得更稳定。氢化油的分子结构是扭曲的，在自然界中找不到。你的基因不认识它，你的身体不能处理它。氢化油会使血液中的三酰甘油和低密度脂蛋白升高，高密度脂蛋白降低，从而增加心血管疾病的危险。那么为什么食品厂家把天然植物油转化成的氢化油呢？这是因为氢化油可以把产品保质期延长，但它缩短消费者的寿命。快餐和超市的很多烤制食品都含有氢化油（如起酥油），例如炸鸡、炸薯条、曲奇和巧克力。所以喜欢食用此食品的人要防止氢化油的危害。

忌吃油过量

食用油属于脂肪类物质，食用油吃少了有损健康，吃多了同样有损健康。据调查，许多城镇居民在烹饪时不注意用油量，盲目追求口味，无限制地放油，烹饪出的菜肴全部浸在油中，有相当多的人每日食用油超量。事实上也是如此，中国营养协会说目前全国人均年食用植物油占有量已达 15 千克，折算后平均每人每天消费食用植物油 41 克，远远高出中国营养学会推荐的每人每天 25 克的建议消费量。所以说目前我国居民吃油过量是普遍的事实，尤其是城镇居民平均吃油过量是客观存在的。由此可见，高脂血症患者生活中只有对油脂的摄入量严加控制，才能保证自身的健康。

特别提醒

炒菜用油多不仅会影响菜的滋味，而且还伤害人体健康。这是因为炒菜用油过多，其他调味品不易渗入原料内部，影响菜的滋味；食物外部包了一层油脂，食后在胃肠里的消化液亦不能完全同食物接触，不利于食物的消化吸收，时间长了容易引起腹泻。常吃用油多的菜，还会促使胆汁和胰液大量分泌，诱发胆囊炎、胰腺炎等疾病，所以日常生活切记炒菜用油不宜多，以适量为宜。

忌过量吃动物油

高脂血症患者要少吃动物油（如牛油、羊油等），适当多吃植物油（如豆油、花生油等），对高脂血症患者有很大的益处，并可以预防冠心病。植物油和动物油的不同在于植物油的不饱和脂肪酸含量很高，其中油酸和亚油酸的含量高达70%，尤其是大豆油、芝麻油、菜籽油及向日

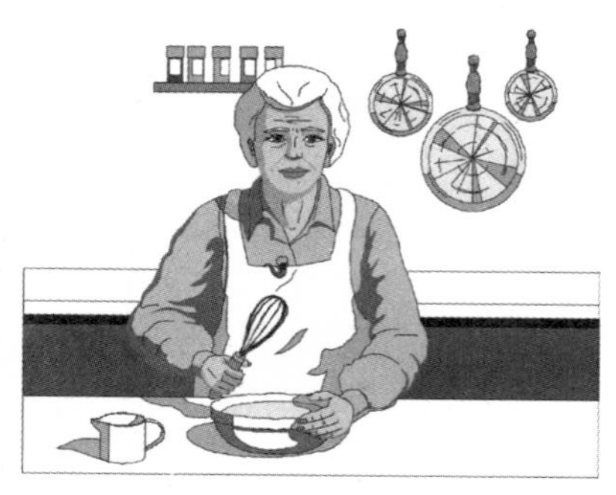

葵油等所含的不饱和脂肪酸均在80%以上（不饱和脂肪酸具有抗血栓和降胆固醇作用）；而动物脂肪则含有较多的饱和脂肪酸和胆固醇。

但需要指出的是，禁忌过量食用动物油，并非绝对禁止。比如少量食用猪油，对高脂血症患者的健康同样有促进作用。因为猪油中含有一种叫花生四烯酸的物质，它能降低血脂水平，并可与亚油酸、亚麻酸合成具有多种重要生理功能的前列腺素。另外，猪油中还含有一种能延长寿命的物质叫 α－脂蛋白，它可以预防冠心病等心血管病，植物油中则没有这两种物质。所以食疗专家说，为了您的健康，大可不必忌讳猪油，只要食用适量同样有益于人的健康。生活中也可炒菜时将猪油与植物油混合用。总之，饮食切忌偏食单一，荤素合理搭配的均衡膳食才是科学的进食方式。

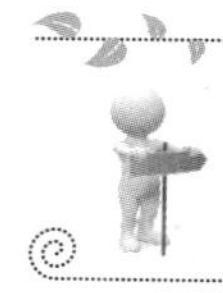

高脂血症患者食用糖类宜忌

糖的概念有广义和狭义之分。广义的糖从结构上讲包括单糖、双糖和多糖，包括有甜味的糖和没有甜味的淀粉。

平常我们吃的主食如馒头、米饭、面包等都属于广义的糖类物质；狭义的糖是指精制后的白糖、红糖、冰糖和糖浆等。在营养学上广义的糖和蛋白质、脂肪一起被喻为人体最主要的三大营养素。但糖不可以多吃，尤其是高脂血症患者，心、脑血管病患者或老年人。我国人民的饮食结构是以米、面为主食的。这类食物中含有大量淀粉，是人体糖类营养素的主要来源。这些淀粉经消化以后即可转化为人体需要的葡萄糖。

忌吃高糖食物

糖是人体最重要的热量来源。但需要强调的是，高脂血症患者还应限制糖（包括米、面、甜食等）的摄入，因为进食大量糖类，糖代谢增强，又能增加与合成脂肪有关的各种酶的活性，从而使脂肪合成增加。所以，过多摄入糖类，可使血清极低密度脂蛋白、三酰甘油、低密度脂蛋白等水平升高。

需要说明的是，控制主食是控制糖类过量摄入的主要方法之一。高脂血症患者如原来食量较大，可采用递减法，一日三餐减去50克。逐步将主食控制在250 ~ 300克，主食如面、米和一些杂粮可先用。食量必须严格限制，养成吃到七、八分饱即可的习惯。对含淀粉过多和极甜的食物如甜薯、藕粉、果酱、糖果、蜜饯、麦乳精、果汁等尽量不吃。

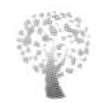

宜补大豆低聚糖

大豆低聚糖是目前市场上流行的一种新型保健品。现代医学认为，大豆低聚糖是人体肠内有益菌的食物，而血中胆固醇水平的降低与肠道内微生物菌群平衡有密切关系。有人认为，肠内有益菌双歧杆菌通过抑制人体内活化的有害细菌，控制新形成低密度脂蛋白接受器，起到了降低血中胆固醇含量的作用。医学试验还表明，肠内双歧杆菌通过影响酶的活性控制胆固醇的合成，从而降低血中胆固醇的含量。食用大豆低聚糖，可增加肠内双歧杆菌的活性与数量。实践证实，每天摄入 6 ～ 12 克低聚糖（如大豆低聚糖）连续 2 周～ 3 个月，血中总胆固醇可明显降低。

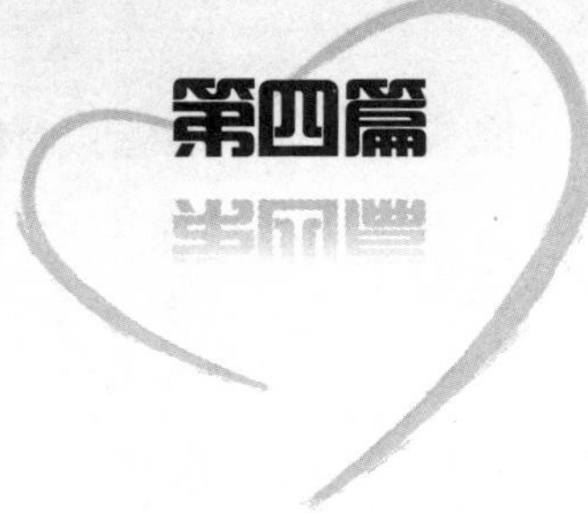

第四篇

高脂血症患者运动宜忌

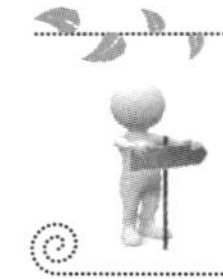

运动有益于防治高脂血症

研究表明，体育运动和体力活动能够消耗体内大量的能量，提高脂蛋白酶的活性，有效地改善高脂血症患者的脂质代谢，促进脂质的运转、分解和排泄，使血清胆固醇、三酰甘油及低密度脂蛋白含量降低。因此，体育运动和体力活动对增强体质，促使高密度脂蛋白含量增高，有利于预防高脂血症的发生和发展。但需要指出的是，运动锻炼虽然有百利而无一害，但它并非万能。研究认为，不改变饮食结构，单纯运动锻炼，并不能显著降低血脂。如果两者结合再配合适宜的药物治疗，就能有效控制血脂水平。

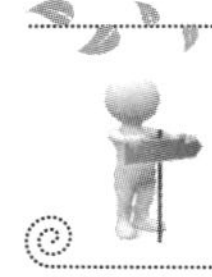

高脂血症患者的运动原则

高脂血症患者运动最为关键的是要本着量力而行、循序渐进的原则，按照医生开具的运动处方来进行运动，并进行自我监测。大量事实证明，适宜的、科学的运动对高脂血症的治疗是有益的。具体来说还要强调以下几点。

运动应适度

高脂血症患者的适度运动尤为重要，要注意掌握运动量的大小，尤其是体质较差的人更要注意。运动量太小则达不到锻炼的目的，起不到健身作用；运动量过大则可能超过机体的耐受程度，反而会使身体因过度疲劳而受损。因此，运动强调适度不疲，循序渐进，不可急于求成。操之过急，往往欲速而不达。若运动后食欲减退，头昏头痛，自觉劳累汗多，精神倦怠，说明运动量过大，超过了机体耐受的限度，会使身体因过劳而受损。那么，运动量怎样掌握才算合适呢？一般来说，以每次锻炼后感觉不到疲劳困乏为适宜。

运动宜动静结合

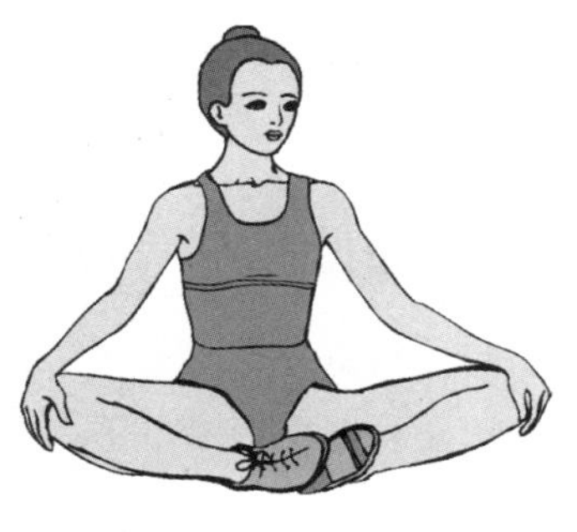

高脂血症患者不能因为强调动而忘了静，要动静兼修，动静适宜。运动时，一切顺乎自然，进行自然调息、调心，神态从容，摒弃杂念，神形兼顾，内外俱练，动于外而静于内，动主形而静主养神。这样，在锻炼过程中内练精神，外练形体，使内外和谐，体现出“由动入静”“静中有动”“以静制动”“动静结合”的整体思想。实际上太极拳是高脂血症患者动静结合的最佳运动方式。

运动应有张有弛

高脂血症患者运动锻炼，并非是要持久不停地运动，而是要有劳有逸，有张有弛，才能达到养生的目的。因此，紧张有力的运动，要与放松、调息等休息相交替；长时间运动应注意有适当的休息，否则能影响运动效益，使运动不协调，精神不振作，甚至对养生健身不利。为健康而进行的锻炼，应当是轻松愉快的，容易做到的，充满乐趣和丰富多彩的，人们才愿意坚持实行。“运动应当在顺乎自然的方式下进行。”在健身方面，疲劳和痛苦都是不必要的，要轻轻松松地逐渐增加活动量。

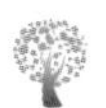

运动应因人而异

对于大多数高脂血症患者来说，由于肌肉力量减退，神经系统反应变慢，协调能力变差，宜选择动作缓慢柔和、肌肉协调放松、全身能得到活动的运动，像步行、太极拳、慢跑等。而对于年轻力壮、身体好的人，可选择运动量大的锻炼项目，如长跑、打篮球、爬山等。每个人工作性质不同，所选择的运动项目亦应有别，如售货员、理发员、厨师要长时间站立，易发生下肢静脉曲张，在运动时不要多跑多跳，应多仰卧抬腿；经常伏案工作者，要选择一些扩胸、伸腰、仰头的运动项目，又由于用眼较多，还应开展望远活动。总之，因人而异是运动的基本原则之一。

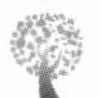

运动应长久坚持

轻微而短暂的运动对高脂血症以及肥胖患者不能达到治疗的目的。只有达到一定运动量和长期坚持，才能对血中脂质产生有益的作用并减轻肥胖患者的体重。也就是说，高脂血症患者运动锻炼并非一朝一夕之事，贵在坚持。只有持之以恒、坚持不懈地进行适宜的运动，才能收到健身的效果，运动锻炼不仅是形体的锻炼，也是意志和毅力的锻炼。人贵有志，学贵有恒，做任何事情，要想取得成效，没有恒心是不行的。古人云："冰冻三尺，非一日之寒"，说的就是这个道理。这就说明，锻炼身体非一朝一夕之事，要经常而不间断，三天打鱼两天晒网是不会达到锻炼的目的。

运动应有计划性

医学专家经过长期的研究证明，只有具有计划性的有氧活动（如慢跑、走路、游泳、登楼梯等）才是预防与治疗高脂血症的有效方法。就高脂血症患者治疗恢复而言，每周保持3次运动，才可以称得上是计划性的运动，而对于工作紧张或是经常出差的高脂血症患者，每周至少应有1～2次运动。为了能够长期地保持运动的规律性，还应计划一下每周的运动时间和内容，注意不要将每次运动的时间间隔安排得太长。只要有计划的、有规律性的运动能够成为您的一种生活方式，很快地，您将在生理和心理两大方面获得很大益处。

 高脂血合并症患者体育运动宜谨慎

高脂血症而无其他合并症患者应保持中等强度运动量，运动过程中和运动后的自身感觉，如出现呼吸困难、前胸压迫感、头昏眼花，面色苍白等现象，应立即停止运动，有可能的话，应平卧休息。高脂血症患者合并有轻度高血压、肥胖、糖尿病和无症状性冠心病等疾病者应自行掌握，以锻炼时不发生明显的身体不适为原则，必要时应在医疗监护下进行。高脂血症患者合并下列疾病时禁止运动：

（1）严重的室性和室上性心律失常。

（2）重度高血压病。

（3）严重糖尿病。

（4）重度肝、肾功能不全。

（5）明显甲状腺功能亢进。

（6）心肌梗死急性期、不稳定型心绞痛。

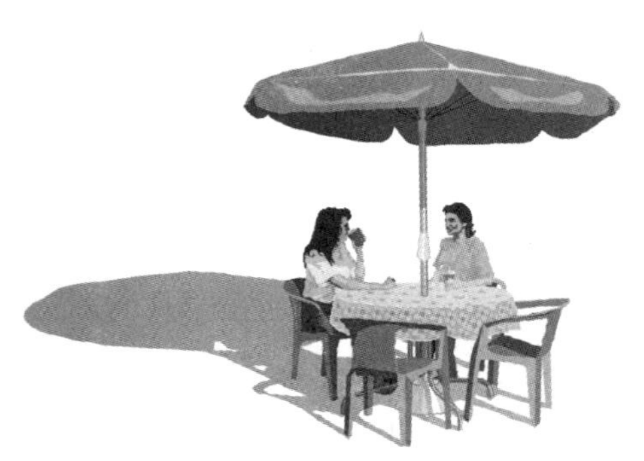

（7）充血性心力衰竭。

高脂血症患者合并房室传导阻滞、左束支传导阻滞、安装固定频率起搏器、劳力型心绞痛、严重贫血、重度肥胖以及应用洋地黄或 β 受体阻滞剂等药物时也应该很谨慎地进行体育运动。

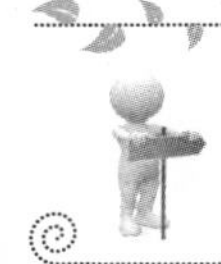

高脂血症患者宜选的运动项目

高脂血症的康复体育运动要选择有氧运动，要避免在运动中做推、拉、举之类的静力性力量练习或憋气练习。还应该选择那些有全身性的、有节奏的、容易放松、便于全面监视的项目。有条件的可利用活动跑道、自行车功率计等进行运动。适合高脂血症康复的运动种类和方法有太极拳、医疗体操、步行、健身跑、舞蹈、游泳、娱乐性球类、郊游等。大量事实证明，适当的运动活动对高脂血症的治疗是很有益的。现将适合高脂血症的几种常用运动方式介绍如下。

宜于步行运动

步行运动是防治高脂血症的有效方法之一。世界卫生组织（WHO）提出：最好的运动是步行。这是因为人是直立行走的，人类的生理与解剖结构最适合步行。科学最新研究表明，适当有效的步行可以明显降低血脂，预防动脉粥样硬化，防治冠心病和抗衰老。

步行是一种最安全、最柔和的运动方式。步行运动有利于精神放松，减少焦虑和压抑的情绪，提高身体免疫力；能使心血管系统保持良好的功能，比久坐少动者肺活量大；有益于预防或减轻肥胖；促进新陈代谢，增加食欲，有利睡眠；还有利于防治关节炎。各种高脂血症患者均可采用步行运动。步行可在早晨、黄昏或临睡前进行，时间一般为15～50分钟，每天1～2次，速度可按每人身体状况而定。

宜于慢跑运动

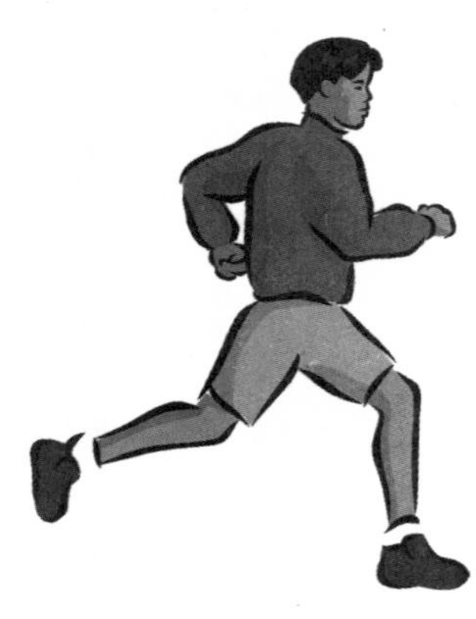

慢跑是防治高脂血症的有效方法之一，长期坚持锻炼，可使血脂平稳下降，脉搏平稳，消化功能增强，症状减轻。跑步时间可由少逐渐增多，以15～30分钟为宜。速度要慢，不要快跑。在进行健身跑前要做心电图运动试验以检查心功能并测定血脂，以观察慢跑的效果。高脂血症患者的健身跑不要求一定的速度，而以跑步后不产生头昏、头痛、心慌、气短和疲劳感等症状为宜。最高心率要控制在130次/分以下。跑步时要求精神放松，步伐轻松是十分重要的。要避免清晨和晚间进行慢跑。

宜于太极拳运动

太极拳运动对防治高脂血症有显著作用，是防治高脂血症的有效方法之一，适用于各类高脂血症患者。据有关资料显示，长期练习太极拳的中老年人，其血脂测定大多好于同年龄组的普通老人。高脂血症患者打太极拳的主要作用有：能够使全身肌肉放松，使血管紧张度下降；因用意念引导动作，有助于消除精神紧张因素对人体的刺激，有利于高血脂的下降。另外，太极拳包含着平衡性与协调性的动作，有助于改善高脂血症患者动作的平衡性和协调性。太极拳种类繁多，有繁有简，可根据每人状况自己选择。患者如属高脂血症合并冠心病、高血压病或糖尿病，因体力不支不能打完全套太极拳，选择其中几节反复练习也会收到效果。

宜于常甩手

甩手是一种十分简易的锻炼方法，对于高脂血症患者，特别是高脂血症伴有其他较为严重疾病者尤为适宜，它有利于活跃人体生理功能，行气活血，疏通经络，从而增强体质，提高机体抗病能力。甩手方法及注意点如下：站立姿势：双腿站直，全身肌肉尽量放松，两肩两臂自然下垂，双脚分开与肩同宽，双肩沉松，掌心向内，眼平视前方。

摆臂动作：按上述姿势站立，全身松静 1 ~ 2 分钟后，双臂开始前摆（勿向上甩），以拇指不超过脐部为度（即与身体成 45° ），返回来，以小指外缘不超过臀部为限。如此来回摆动。甩手要根据自己的体力，掌握次数和速度，由少到多，循序渐进，使身体适应之，才能达到锻炼的目的。甩手要全身放松，特别是肩、臂、手部，以利气血通畅，以腰肌带动甩手，不能只甩两臂，动腰才能增强内脏器官。甩手要自然呼吸，逐渐改为腹式效果更好，唾液多时咽下。烦躁、生气、饥饿或饱食时禁锻炼。甩手后保持站立姿势 1 ~ 2 分钟，做些轻松活动即可。

宜于游泳

游泳运动是一项全身性的运动项目，所有的肌肉群和内脏器官都参加有节奏的活动。运动量与运动强度可大可小。对于高脂血症者，游泳的好处有：

（1）游泳是一种锻炼血管的体操。慢速度的游泳可以使身心得到明显的放松。

（2）在夏季游泳可以接受充足的紫外线，增强皮肤的抵抗力，防止皮肤病和某些慢性疾病。

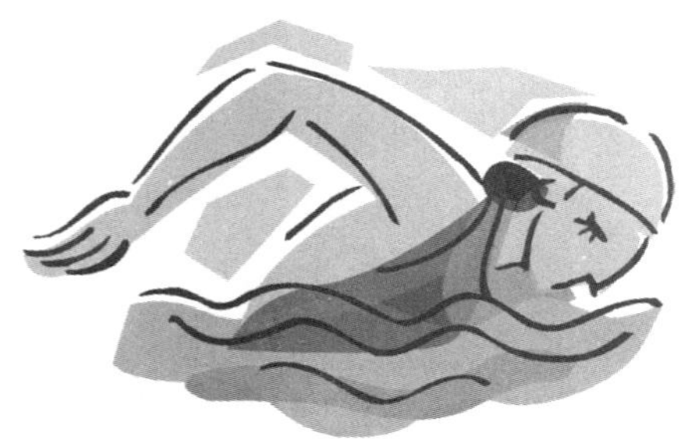

（3）游泳可以促进全身运动，促进机体的全面发展，达到减肥的效果。

（4）长期坚持游泳，呼吸肌会得到很好的锻炼，从而改善和发展呼吸功能。

（5）游泳促使增加新陈代谢，增强机体适应外界环境变化的能力，抵御寒冷，预防疾病。

宜于跳绳运动

跳绳是以较为剧烈的运动降低血脂的方法之一。跳绳花样繁多，可简可繁，随时可做，一学就会，特别适宜在气温较低的季节，而且对女性尤为适宜。从运动量来说，持续跳绳 10 分钟，与慢跑 30 分钟或跳健身舞 20 分钟相差无几，可谓耗时少、耗能大的有氧运动。但需要指出的是，跳绳只适用于早期轻度的高脂血症患者，而且在跳绳时还必须掌握科学的方法，并且在运动前须先咨询医生。

跳绳起跳和落地都要用脚尖，同时脚尖和脚跟须用力协调，防止扭伤。切记不能用脚后跟着地，否则长时间跳跃会损伤脚踝和脊柱等。膝部要微曲，这样可以缓和膝部和脚踝与地面接触时的冲撞，防止受伤，最重要的是避免跳起后两脚往前伸。跳绳时不必跳得过高，以能让绳子通过为宜。当跃起时，不要极度弯曲身体，要成为自然弯曲的姿势。跳时，呼吸要自然有节奏。总之，只要掌握跳绳的技巧，微曲膝盖，用脚尖和脚掌着地，就能降低对身体的冲击。

宜常爬楼梯

如果您的工作较忙，难于抽出时间安排锻炼，那么运动降低血脂的方法可以选择爬楼梯。爬楼梯和爬山相似，最方便，这样不但锻炼了身体，还有助于减肥，降低血脂。有人调查证实，一星期登 5000 级（每天 714 级，相当于上下 6 楼 3 次）死亡率比不运动者低三分之一。爬楼梯能量消耗比静坐多 10 倍，比散步多 3 倍，比步行多 1.7 倍，比打乒乓球多 1.3 倍，比网球多 1.5 倍，比骑自行车多 1.5 倍。6 层楼跑 2 ~ 3 次相当 800 ~ 1500 米的运动量。上下楼还是一种全身运动，运动时下肢肌肉、骨、关节、韧带都能得到锻炼，使肌肉发达，关节灵活，同时使神经系统的反应更灵敏；可使全身血液循环加快，改善心肺功能，促进消化吸收，改善血脂代谢，延缓动脉硬化的发生，并使心脏处于良好的功能状态。但这种运动对于老年人或有心脑血管并发症、下肢关节有损伤者是禁忌的，即使体质好的患者，亦应重视经常的自我检测，以防导致伤害。

宜于常爬山

爬山，确实是艰苦的。可是，当你爬到山顶，征服一座又一座山峰时，就会感受到无比的兴奋、快乐和满足。高脂血症患者，如果体质好，且需要减少体内过高的血脂，锻炼体魄，那么爬山的效果是不错的。爬山对练脚劲和心肺功能，要比长跑和游泳似乎更有效，更易实行。对于高脂血症患者来说，不论选择什么样的锻炼方式，首先要有锻炼的基础。特别是爬山，属于一种耗氧量很大的运动，一定要有个适应的过程。在爬山的过程中要注意自我的感觉，如果觉得胸闷，不舒服，或是运动后夜间失眠等，就说明运动过度了，应该暂停爬山。到了一定年龄的人（女性 50 岁以上，男性 40 岁以上）都属于冠心病的多发人群，当高脂血症同时患有高血压病、冠心病特别是慢性冠脉供血不足时是不适宜爬山的。

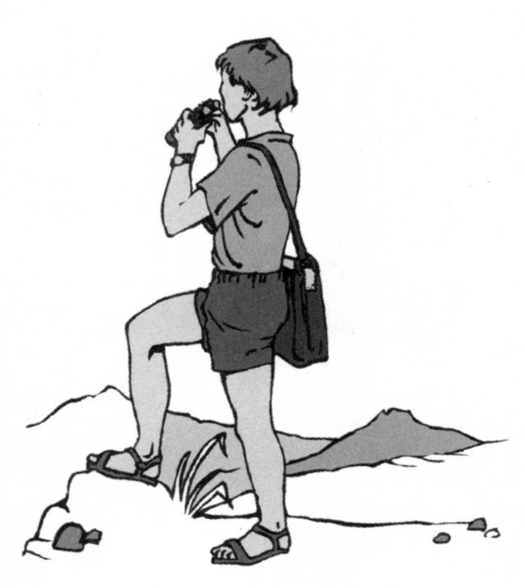

第五篇

第五篇

高脂血症患者起居宜忌

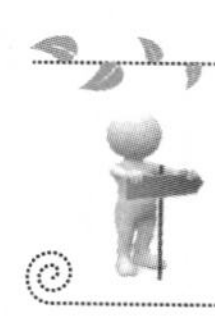

高脂血症患者睡眠宜忌

中医认为高脂血症的人多是阳气虚弱之人。事实也是如此，生活中相当多的高脂血症的患者易于出现疲倦，动则心跳、气促，这些现象实际上就是中医所说的气虚的表现。高脂血症者阳气虚弱在体内则易生湿，多痰湿，湿困的人就容易发困。因此相当多的高脂血症者就有“吃得下，发困得多”的表现。高脂血症者的睡眠应注意以下问题。

合理睡眠

高脂血症者比正常人的睡眠要多，而过度的睡眠会使人体消耗减少，脂肪的合成增多，从而血脂、血黏度就会越来越高。如此造成恶性循环。所以针对高脂血症者嗜睡、多睡的不良习惯，要想在短时间内达到降低血脂的目的就要合理睡眠。

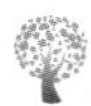

睡眠忌超时

高脂血症患者的睡眠的时间应因不同年龄、不同营养状态而不同。正常情况下，它的幅度可在 6 ~ 9 个小时，年龄越大，睡眠的时间可逐渐减少。因此，那些每天睡眠时间超过 8 小时的人要减少睡眠。高脂血症的人要在条件许可的情况下，尽可能地增加活动量，以保证通过良好的劳逸安排，达到降低血脂的目的。要降低血脂，睡多长时间合适呢？宜控制在 7 ~ 8 小时，大致是晚 10 点睡觉，早 6 点起床锻炼。

忌睡眠不足

睡眠不足也可诱发高脂血症。睡眠不足使体内胰岛素不能正常地进行葡萄糖代谢，机体对胰岛素失去敏感性，因而就会发生 2 型糖尿病，进而可能发展成为高脂血症。而睡眠正常的人胰岛素的敏感性正常。研究人员发现每晚睡眠时间少于 6 小时者，患高脂血症的概率增大。所以高脂血症者忌睡眠不足，应保证合理的睡眠时间，讲究睡眠的质量。但是目前还不知道睡眠不足者在改善其睡眠后，是否可以改善体内胰岛素的敏感性。

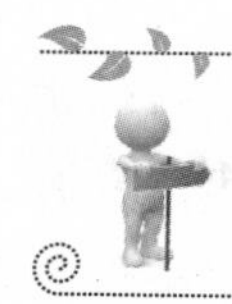

高脂血症患者性生活宜忌

科学家说“性生活是一种运动”。就单独一次性生活来说，对增强人的体质似乎微不足道。但请记住埃及金字塔的启示：每块石头都很平凡，然而合在一起却创造了人间奇迹。如果一个人每周有 3 次性生活，一年内消耗的热量可达 7500 卡。这相当于一年中慢跑了 120 千米，而且性生活的多种效果是慢跑所无法比拟的。性生活除了消耗热量进而获得降低血脂效果外，还有助于增强人的体力。科学家说：“在性唤起和性高潮期间，伴随着肌肉的收缩和舒张。性生活的质量越高，增强体力的效果越好。”但是，科学家也告诫人们不要过度沉迷，“正像任何一种超强度的体育运动一样，性活动过多会导致损伤，如肌肉的疲劳。”所以适度的性生活是防止高脂血症的方法之一。同样降低血脂也有助于提高高脂血症患者的性生活质量。

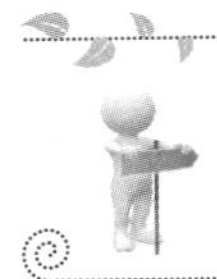

高脂血症患者起居宜忌

高脂血症患者应使其健康长寿寓于日常生活起居之中，在生活起居中追求健康的真谛。高脂血症患者要科学地安排每天的工作与生活，注意日常起居的保健，以提高高脂血症的治疗效果。因为生活起居与高脂血症的发生、发展及预后有着十分密切的关系。正确的生活方式对单纯性高脂血症具有肯定的降低血脂作用，即使严重的高脂血症也会提高降低血脂的效果。另外，还要注意，降低血脂的科学起居的方法与生活习惯，均为患者日常生活中很容易做到的，关键在于长期的坚持，持之以恒，必有收益。

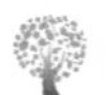

生活宜有规律

合理的生活制度、良好的生活习惯是预防和治疗高脂血症的重要措施，每个人应该根据自己的实际情况而践行之。生活规律化，定时作息，劳逸结合，保持良好的生活起居习惯，最关键的是要建立一套适合自己身体情况的、有规律的生活制度。当人们养成规律的生活习惯后往往能做到：学习时注意力集中；工作时精力充沛；进餐时容易消化；睡眠时很快入睡；该醒时自动醒来。神经细胞消耗少，疲劳不容易出现，高脂血症难以发生。相反，如果睡眠无保证，饮食不定时，工作负担过重，生活无一定规律，就会引起身体功能失调，体质下降。所以说生活规律化是降低血脂的重要条件。

特别提醒

现代医学研究表明，生活规律化，对高脂血症者同样具有重要意义。由于大脑皮质是人体各种生理活动的最高调节中枢。条件反射是人的后天最为重要的神经活动方式。人们长期信守有规律的生活作息，便建立了良好的条件反射，并促使生物钟更有规律地运行。那么怎样才能保持规律的生活呢？最主要的是要根据自身的年龄、健康状况等特点，结合学习工作的要求，建立一个合理的生活作息习惯，把学习、工作、睡眠、进餐、社

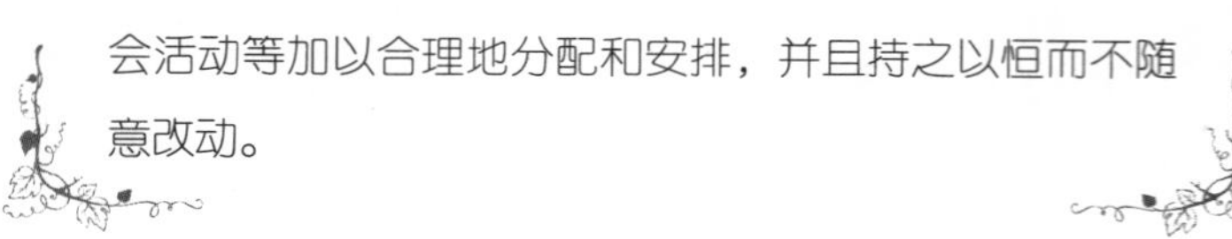

宜防便秘

临床实践中经常发现高脂血症患者大多患有便秘。然而，高脂血症与便秘的关系较为复杂，可能由于某些不良习惯而导致便秘，再由便秘引起高脂血症，也可能由于高脂血症而使植物神经功能弱化，进而造成便秘。所以，高脂血症患者有必要通过适宜的饮食和运动，并多饮水，使粪便软化而排出体外，使排便规律化，最好每日一次。分解的脂肪和杂物排出后会使人体产生轻松感，促进体内功能的正常运行，从而有利于达到改善高脂血症的目的。

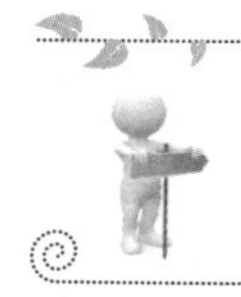

高脂血症患者水浴降脂宜忌

水浴疗法的基本作用有三：温度刺激作用、化学刺激作用和机械刺激作用。它根据所采用的温度、水中所含物质成分及治疗方式不同，可产生镇静、催眠、兴奋、发汗、退热、利尿、抗炎、止痛、促进吸收、促进新陈代谢、运动机体等作用。各种水疗法主要作用于皮肤，亦可作用于一些体腔黏膜，通过神经和体液反射而致局部、节段性或全身性反射作用。水疗按其作用方式不同可对体内各系统产生强弱不等的反应，其中神经系统和心血管系统对水疗的反应最敏感。就温热作用而言，水疗可迅速引起机体产生对温热刺激的一系列反应，但由于水的物质性能及人体生理调节功能，水疗不易直接对机体深部组织加热，但可通过反射途径对深部组织器官甚至全身引起一定的反应。

总的来说，对于单纯性高脂血症患者而言，水浴疗法可以提高人体的新陈代谢率，促进脂肪代谢，帮助人体脂肪的排泄及消耗。但需要说明的是，水浴疗法虽为生活中之寻常事，但其保健之理深刻，须身体力行，才能受益无穷。另外需要提醒的是，水浴疗法能够降低血脂，但由于高脂血症的人多伴有其他疾病，所以在用水浴降低血脂时，一定要先检查身体，对于高脂血症伴高血压病、冠心病、糖尿病等疾病的患者，要谨慎应用。最好先征求医生的意见，并在医生的指导下进行。

宜行盐浴

盐浴不但有促进机体新陈代谢，清洁肌肤，祛除多余油脂和角质层，使肌肤柔滑细腻的功能，还具有防治单纯性高脂血症的功效。这种降低血脂方法的原理是因为盐浴有发汗的作用，可以排出体内多余的水分，并且促进皮肤的新陈代谢，排除体内废物。所以盐浴不但可帮助降低血脂，还可以让肌肤也变得细嫩、紧绷。盐浴的具体方法为：

（1）每天洗澡前，拿取一杯份的粗盐加上少许的热水拌成糊状（涂抹在身上到不会脱落的程度），涂在身体上想要瘦的部位，如腹部、大腿、手臂四周，大约停留10分钟后，再用热水把粗盐冲洗干净（也可以做些按摩再用水冲掉），之后即可洗澡。（若是你的肌肤比较敏感，无法使用一般的粗盐，可以购买一种比较细的“沐浴盐”来用）

（2）在沐浴后，先把一大匙的粗盐撒在手掌上，直接地按摩全身或身体上脂肪较多的部位，如腹部、大腿、手臂四周，但是要轻一点，搓得太重可能会导致皮肤变得更粗糙（若是你的肌肤比较敏感，可用“沐浴盐”）。等候几分钟，用水冲洗之。然而，粗盐降低血脂法虽然经济且较安全，但可能不是一天两天就可以看出成效的，所以要持之以恒，方能见效。

宜行桑拿

桑拿是指通过将水加热产生热蒸汽进行沐浴，以达到保健防病的一种方法，如外感风寒，可蒸浴全身，以发汗解表；腰腿肩背风湿痹痛，蒸浴全身，可温通气血，舒筋活络，通痹止痛。本法还可预防感冒，调节免疫机能，改善血液循环，防治气血瘀阻。此种保健方法，在一些大的宾馆、饭店、疗养院均有设置，正在逐渐地被越来越多的人所接受，并且有不少人试着用它来进行降低血脂，治疗疾病。

桑拿是否真能降低血脂呢？实践表明，桑拿真能降低血脂，但它只对单纯性血脂升高不伴有严重并发症者较为适宜。进行桑拿前，要先用温水冲洗皮肤多次，然后进入桑拿浴室，开始时可用40 ~ 50 ℃的温度，适应之后再升温。通过高温蒸汽的作用，加速皮肤水分的蒸发，加快呼吸的频率，使脂肪的消耗增加，从而达到降低血脂的目的。但需要注意的是，桑拿对高脂血症伴有高血压病、冠心病等病症的患者，不宜使用；不能适应桑拿的人也不应选用之。

冷水浴宜谨慎

所谓冷水浴，就是用5 ~ 20 ℃之间的冷水洗澡，秋季的自然水温正是在这一范围内。实践证明，冷水浴有助于防治高脂血症。冷水浴能促使体内物质代谢，减少脂肪堆积和胆固醇在血管壁上沉积，防止动脉硬化。但需要说明的是，冷水浴只适合于健康人和单纯的高脂血症患者应用，而且还要根据自身的情况，量力而行，从夏入秋，循序渐进，不可间断。冷水浴包括：冷水擦身、冷水淋浴、冷水浸身、冬泳。冷水擦身一般不超过5分钟；冷水淋浴，当水温为15℃左右时淋浴时间为2分钟为宜；冷水浸浴，要视水温而定。秋后的冷水浴，要充分做好准备活动，先使身体发热。浴后应立即用干毛巾擦干身体，穿衣保暖，或稍做些活动，促进全身血液循环，以使暖流全身，轻松舒适，有精神焕发之感。切勿在饥饿时或饱餐后进行冷水浴。对于高脂血症患者伴有其他疾病的人来说，应禁忌或在医生的指导下使用冷水浴。

水浴疗法注意事项

饱餐后半小时内不宜水浴。饭后为了消化食物，大量血液流入消化道血管。如果这时水浴，皮肤血管就会扩张，这样一来，本该为消化道效力服务的血液将大量回流到皮肤，这势必影响食物的消化和吸收，尤其是对于高脂血症伴有心脏病、高血压病的患者更不宜饭后马上水浴。

劳累或饥饿不宜水浴。应当稍事休息，吃点东西再洗。劳累时，肌肉张力差，淋浴时站不稳，易摔倒；盆浴时易滑进浴缸，如缸内水多还会呛水甚至淹溺。头晕脑涨，心烦意乱，大量饮酒后也不宜洗澡。这些情况下，人不够清醒，反应迟钝，摔跌、碰撞、烫伤，甚或淹溺都可能发生。大病初愈者不宜一个人去水浴，必须有人陪同。另外每次水浴时间不要太长，10 ~ 20 分钟足够，最好不超过半小时。

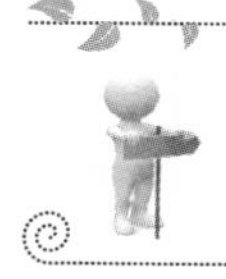

高脂血症患者季节调养宜忌

晚秋乍寒，中风尾随，来年早春，春寒料峭时，它又卷土重来。于是关于中风，便有“男多在晚秋，女多在早春”

的经验之谈，姑且不说是否有此男女之判别，但大约 80% 的中风集中于这两个季节却是事实。医学科研发现，原来晚秋和早春之所以易发中风，主要是与寒冷天气频频出现有关，而且多在气温骤降的 72 小时内。所以有高脂血症的人应了解这一季节与中风的关系，注意及时防寒、服药，防止中风发生。高脂血症患者以中老年人居多，他们对环境温度变化的适应性较差，当遇到寒冷刺激时，体内肾上腺分泌增强，从而促使血管收缩，引起血压明显上升，对于高血脂症伴有高血压病的患者尤应重视之。在临床上每当寒流过境、天气降温之时，便是中风的多发之日。因此在冬春季节交替期间，高脂血症患者要做好防寒保暖。

第六篇

高脂血症患者心理调护宜忌

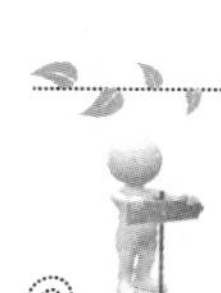

良好的心理有益于调整血脂异常

“调整饮食，限量进食，适当运动”是许多高脂血症患者不假思考就能说出来的治疗高脂血症的方法。那么为什么有的人用了同样的方法，作用明显，而有的人作用不明显呢？其中有一条秘诀就是，心理因素起着重要的作用。

现代研究认为，良好的心理能使机体内各系统的生理功能保持正常运行，对预防高脂血症能起一定作用。反之，总是寡言少欢，情绪抑郁，会使生理功能发生紊乱，代谢减慢，加上运动量少，就易造成脂肪堆积而发生高脂血症。所以说，在防治高脂血症过程中不但要注意注重饮食与运动的调节。而且要注意心理的调整，只有这样，才有可能收到较明显的效果。

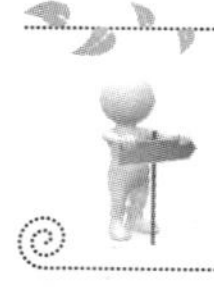

高脂血症患者心理调整宜忌

高脂血症如果不注重综合性治疗，就很难取得显著的效果。心理疗法可提高其他治疗方法所取得的效果。但与其他疗法非为唯一疗法一样，心理疗法也不是治疗高脂血症的唯一方法；对所有寻求防治高脂血症之道者，也不能都用一个固定的模式。心理疗法若与节食、锻炼等协调进行，则防治高脂血症效果会大大提高。

 宜用心理暗示法

高脂血症的病程较长。有资料说，降低血脂的心里暗示在整个降低血脂过程中起到重要的作用。根据专家的研究结果显示，如果你说“做不到”某件事，比如降低血脂，你就不会有很大的毅力，虽然你也很努力了，但只要有一点挫折或失败，你就会半途而废；倘若你具有信心，很肯定地说：“我有决心用相应的疗法降低体内过高的血脂。”那么不管时间多久，体内血脂的异常状态得到改善是指日可待的。这种心理暗示的作用在现实的生活中随处可见。因此说，在用各种方法进行降低血脂健身时，配合心理暗示疗法，会让成功离你更近一些。况且生活中已有人用此法配合其他降低血脂方法取得了非常好的效果。

 树立长期努力的决心

高脂血症患者心理上一定要树立起防治高脂血症是一个长期的任务。有的人经过一段时间对高脂血症的治疗，没有明显的效果,就错误地认为:“这种努力到底值不值？”。其实防治高脂血症不是件容易的事情。要知道“冰冻三尺，非一日之寒”，高脂血症的形成不是短期所致的结果，要降低血脂当然要花费更长的时间。由于高脂血症会给人带

来许多疾病，如果不努力防治高脂血症，最后就得去忍受更多的痛苦。

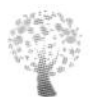

忌随便怀疑防治高脂血症的方法

有的高脂血症患者使用某一种防治高脂血症法，在短时间内没有起到明显的效果，就认为此法不可用而放弃。正确的做法是，首先应做认真的分析，判断无效的可能因素；其次，不妨再坚持一段时间，同时询问用过此方法的人的应用情况与效果；然后再做定夺。但是若已出现不良作用，则应做出判断，对弊大于利者，断然放弃之。

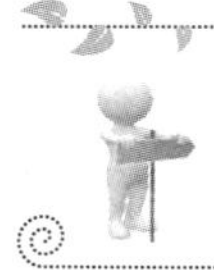

高脂血症患者娱乐项目的选择

娱乐本身就是一种良好的心理调护活动，也是治疗疾病的一种方法。在几千年以前，就有名医用娱乐疗法来为人治病，有用娱乐活动治疗头晕目眩的记载。现在，一般对于高脂血症患者，可根据其爱好与身体状况选择娱乐活动项目，如唱歌、跳舞、下棋、打牌、听音乐、写诗、绘画、弹琴等，通过这些娱乐活动，增进人际关系，增加生活情趣，陶冶性情，消除紧张忧虑状态，而达到改善高脂血症病症的目的。

宜常听音乐

听音乐能够起到降低血脂和肾上腺激素水平的作用。那些舒缓悠扬的乐曲容易使人身心恢复常态或保持平静。据有关资料说，对 40 名心脏病或高脂血症患者及 20 名身体健康进行医学测试。医学家让他们听各种不同具有舒缓作用的音乐，并分别进行了各种测试。结果发现，受试者在接受音乐疗法前后的血压、血脂和心电图检查结果均有所不同。优美、舒畅的轻音乐可使心脏病或高脂血症者的症状得到改善。但是高脂血症患者尽量不要听旋律快速的舞曲或节奏强烈的进行曲。

宜常垂钓

垂钓具有运动的特征，从垂钓姿势上说，时而站立，时而坐蹲，时而走动，时而振臂投竿，这就是静中有动，动中有静。静时可以存养元气，松弛肌肉，聚积精力；动时可以舒筋活血，按摩内脏。如此动静结合，刚柔相济，就使人体内脏、筋骨及肢体都得到了锻炼，增强了体质。此外，垂钓之处，大多是有草木、水源的地方，或湖边塘畔，或水库滩涂，或江岸河沿，或涧岩溪

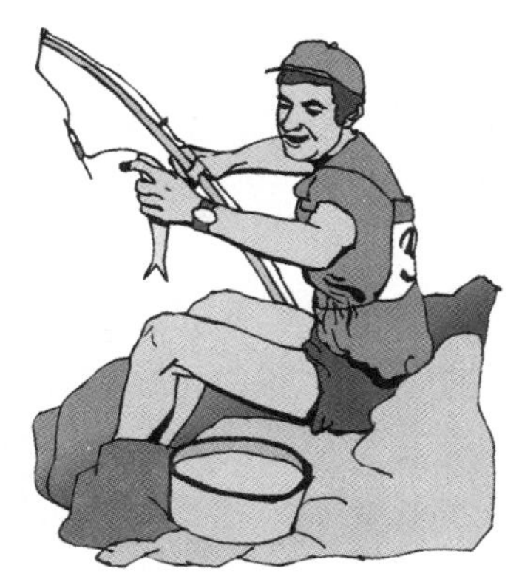

旁。其处水浪翻飞，草木葱茏，在大自然中，吸入清新的空气，有利于改善人体的心肺功能，对治疗高脂血症、心脏病等慢性疾病大有裨益。另外，垂钓能使人放松心身。垂钓者从充满尘烟、噪音的城市来到环境幽静的郊外，与青山绿水、花草虫蝶为伴，与鸟语、蛙声、虫唱、流琴、鱼闹、林喧为伍，就有心情轻爽、脑清目明、心旷神怡之感。而垂钓时全神贯注，直视鱼漂，又能诱使垂钓者迅速进入“放松入静、恬淡虚无、安闲清静”的状态，可以松弛心身，陶冶性情，延缓衰老。对于长期从事脑力劳动、患有神经衰弱、高脂血症的人来说，可谓“益莫大焉”。

宜常练书画

书画疗法的降低血脂作用主要与书画疗法可以调节情绪，疏肝理气，平肝潜阳有密切关系。当人们挥毫之时或潜心欣赏书画时，杂念被逐渐排除，因而可以使郁结的肝气得以疏解，上升的血脂得以降低。有人将经常练习书画者与初学书画者进行对照观察，结果两组血脂均有不同程度的下降，但经常练习书画者的降低血脂程度明显优于初学书画者。高脂血症患者进行书画练习没有严格的禁忌证，只须注意每次练习书画时间不宜过长，以30～60分钟为宜，也不宜操之过急。绘画时要注意自己的心情，若情绪不良时不必勉强，劳累之时或病后体虚，不必强打精神，本已气虚，再耗气伤身，会加重身体负担。饭后也不宜立即写字作画，饭后伏案会使食物壅滞胃肠，不利于食物的消化吸收。

高脂血症患者宜于舞蹈活动

舞蹈活动是城乡居民喜闻乐见的活动，是心理调护的重要手段。此种活动有利于高脂血症患者情绪安定，心情舒畅，并能缓解工作和生活中的紧张、焦虑和激动，使大脑皮质、血管运动中枢等的功能失调得以缓解，促使处于紧张状态的小动脉得以舒张，从而有利于血压和血脂下降。中国民间有秧歌舞、绸舞、剑舞、龙舞、狮子舞、高跷及腰鼓舞等。但于对高脂血症者，则以健身用的集体舞，如交谊舞更适宜。高脂血症患者进行舞蹈的时间要有所控制，宜每天 1 ～ 3 次，每次 30 ～ 60 分钟。活动量不宜过大，应注意循序渐进，量力而行，否则反而会使血脂上升。此外，年老体弱者不宜选用动作过大和节奏过强的舞蹈。

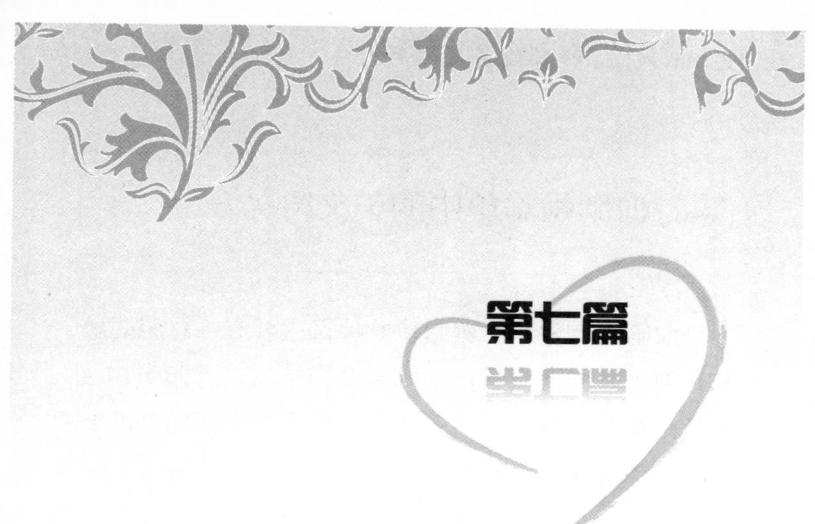

第七篇

第七篇

高脂血症患者自疗就医宜忌

血脂检验单中的英文符号

目前临床上常用的血脂检验项目主要有：总胆固醇、三酰甘油、高密度脂蛋白、低密度脂蛋白、载脂蛋白 A、载脂蛋白 B 等 6 项。不同的医院因医疗条件不同，以上项目不一定都能检查。但在看检验单时最常遇到的问题是看不懂上面写的一些简写英文代号。在此，介绍一些检验单上常用的符号。

TC：血浆总胆固醇，也有用 T-CHO 表示血浆总胆固醇的。

TG：三酰甘油。

HDL：血浆高密度脂蛋白；HDL-C：高密度脂蛋白胆固醇。

LDL：血浆低密度脂蛋白；LDL-C：血浆低密度脂蛋白胆固醇。

apoA Ⅰ：血浆载脂蛋白 A Ⅰ。

apoB：血浆载脂蛋白 B。

一般情况下，在检验单上都标有正常参考值，可对比测定的各项指标是否超过了正常范围。需要说明的是，医疗单位之间由于测定血脂使用的方法、实验的条件等有所差异，各项指标的正常值可能不完全相同。

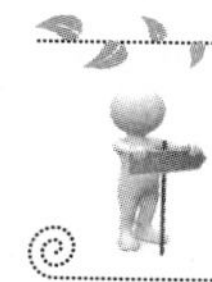

血脂检验中主要数值的意义

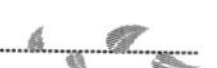

（1）总胆固增加见于胆道梗阻、肾病综合征、慢性肾小球肾炎、淀粉样变性、动脉粥样硬化、高血压病、糖尿病、甲状腺功能减退、传染性肝炎、门脉性肝硬化、某些慢性胰腺炎、自发性高胆固醇血症、家族性高 α－脂蛋白血症、老年性白内障及牛皮癣等。总胆固醇减少见于严重贫血、急性感染、甲状腺功能亢进、脂肪痢、肺结核、先天性血清脂蛋白缺乏及营养不良。

（2）三酰甘油增高见于高脂血症、动脉粥样硬化、冠心病、糖尿病、肾病综合征、胆道梗阻、甲状腺功能减退、急性胰腺炎、糖原累积症、原发性三酰甘油增多症。

（3）高密度脂蛋白或高密度脂蛋白胆固醇减少提示易患冠心病。

（4）低密度脂蛋白或低密度脂蛋白胆固醇增多提示易患动脉粥样硬化所导致的冠心病、脑血管病。

（5）载脂蛋白 apoA Ⅰ、apoB 可用于心脑血管风险度的估计。apoA Ⅰ下降和 apoB 增高以及 apoA Ⅰ/apoB 下降在心脑血管病最为明显，还见于高脂蛋白血症和其他异常脂蛋白血症。由于研究证实载脂蛋白（特别是apoA Ⅰ和apoB）的含量变化较HDL、LDL及VLDL更易区别正常与异常，因而是监测心脑血管疾病以及其他许多疾病更为重要的指标，备受临床重视。

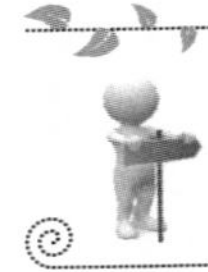

血脂检验应注意哪些事项

进行血脂检验时，医生会告诉你抽血当天不要吃早饭，此前必须空腹12小时以上。这是为什么呢？因为餐后几小时内，其血中脂质和脂蛋白的成分和含量发生了某些变化。如果进食脂类食物，则血液可出现乳糜微粒，同时三酰甘油含量也可显著增高。这是一种正常的生理现象，是由于血液中脂蛋白脂酶还来不及对脂类彻底水解的缘故。此时抽取的血液相当混浊，测定血清三酰甘油浓度可为空腹时的数倍乃至数十倍，此种现象可持续6～8小时。除乳糜微粒和三酰甘油含量增高外，其他脂质和脂蛋白成分也有变化，一直到12小时以后才慢慢地恢复到原来空腹时的基础水平。虽然进食糖类食物，如米饭、馒头、糕点等，也可引起脂质和脂蛋白含量的变化，但是变化的程度不像脂肪那么明显。所以要使血脂检验比较准确，一定要做到抽血检查时已保持空腹12小时以上。

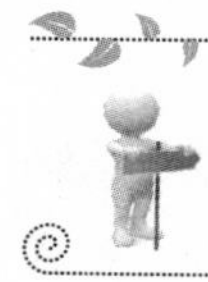

高脂血症治疗宜用的西药

西药调脂治疗应在非药物治疗基础上，根据血脂异常类型、药物的作用机制以及调脂治疗的目标来选择调脂药物。在治疗中应充分发挥他汀类药物的作用，做到早期，足量，合理使用。尽早使用调脂药，起始剂量应充分。对于介入术后或搭桥患者，强化降低胆固醇治疗，比常规剂量有更大获益。在治疗达标后，还应在医生指导下制订一个长久的治疗计划，长期有效地控制血脂，使其维持在较低的水平。

（1）他汀类。这是目前主要治疗高胆固醇血症的主要药物。为目前临床上应用最广泛的一类调脂药物。现已有5种他汀类药物可供临床选用，分别为：洛伐他汀、辛伐他汀、普伐他汀、氟伐他汀、阿托伐他汀。此类药物最常见的不良反应是轻度胃肠反应、头痛。

（2）贝特类。这类药物的主要适应证为：高三酰甘油血症或以三酰甘油升高为主的混合型高脂血症。目前临床应用的贝特类药物，主要有环丙贝特、苯扎贝特、非诺贝特及吉非贝齐。据临床实践，这些药物可有效降低三酰甘油22%～43%，而降低总胆固醇仅为6%～15%，且有不同程度升高高密度脂蛋白的作用。该药常见的不良反应为胃肠反应、恶心、腹泻，严重者可导致肝损害。

（3）胆酸螯合剂。这类药物可阻止胆酸或胆固醇从肠道吸收，使其随粪便排出，促进胆固醇降解，适用于除家族性高胆固醇血症以外的任何类型的高胆固醇血症，其不良反应为胀气、恶心、呕吐、便秘等。

（4）烟酸类。烟酸可降低三酰甘油酶活性，并可抑制肝细胞利用辅酶A合成胆固醇，故可降低三酰甘油、胆固醇。其主要不良反应是面部潮红、瘙痒、胃肠道症状，严重者可使消化性溃疡恶化，偶见肝功能损害。烟酸类药物属B族维生素，当用量超过其作为维生素作用的剂量时，可有明显的降低血脂作用。该类药物的适用范围较广，可用于除纯合子型家族性高胆固醇血症及Ⅰ型高脂蛋白血症以外的任何类型高脂血症。但是，该药的速释制剂不良反应大，一般不单独应用。缓释制剂的不良反应大大减少，主要为颜面潮红。对于烟酸降低血脂的作用机制，目前医学界尚不十分明确。

高血脂症何时需要用药及用药方法

经常有高脂血症患者询问，血脂到底多高就需要吃药？实际上是谓血脂多大异常需要吃药，这主要取决于患者有无心血管疾病或相危险因素的情况：

（1）如果患者没有冠心病及高血压病、糖尿病，也没有危险因素，低密度脂蛋白应低于 160 毫克 / 分升。

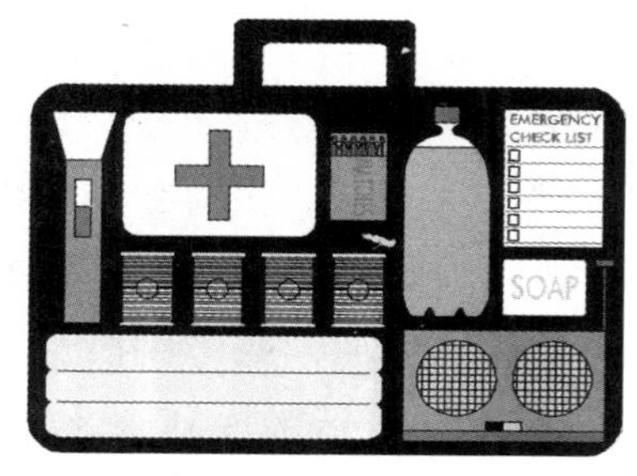

（2）没有冠心病及高血压病和糖尿病，但具有 2 个以上的危险因素，低密度脂蛋白应低于 130 毫克 / 分升。

（3）如果高脂血症患者已经患冠心病或其他血管疾病和糖尿病，那低密度脂蛋白应低于 100 毫克 / 分升，甚至某些高危患者应低于 70 毫克 / 分升。

对于高脂血症患者伴有冠心病，应把胆固醇降低到何种程度，则应根据患冠心病的危险性来决定。也就是说，合并的冠心病危险因素越多，越应加强降胆固醇治疗。已有冠心病或合并多种危险因素的患者，在进行药物治疗的同时，也应辅以饮食治疗。对于冠心病危险性较低的老年患者，只宜采取饮食治疗和体育锻炼，而不宜使用降低血脂药物。对服用他汀类或贝特类药要按医嘱长期坚持，不可中断，初次服药 1 ～ 3 个月，再复查血脂和肝肾功能，长期治疗也应定期检查这些项目。

孕产妇忌用降胆固醇的药物

怀孕或哺乳期女性不宜使用降胆固醇药物。因为动脉粥样硬化是慢性过程，所以妊娠期停用降低血脂药物对治疗原发性高胆固醇血症的远期效果影响甚少；而且，胆固醇及其生物合成途径的其他产物是胎儿发育的必需成分，包括类固醇和细胞膜的合成。他汀类降低血脂药物在降低胆固醇生物合成的同时，也减少了胆固醇生物合成通路的其他产物。所以孕妇服用这类降血脂药物可能有损于胎儿。降血脂药物及其代谢产物是否经人乳分泌，目前还缺乏研究。由于许多药物经人乳分泌，而且因降低血脂药物潜在的不良反应，因此哺乳期女性亦不宜服用降低血脂药物。

他汀类降低脂药忌与抗生素同用

目前临床应用最为广泛的“明星”类降低血脂药物是他汀类药，虽然他汀类药物都具有良好的耐受性和安全性，但是服药万不可“高枕无忧”，横纹肌溶解是他汀类药物最为严重的不良反应，虽然罕见，但来势凶猛，主要表现为急性、严重的肌肉组织破坏，伴有肌红蛋白尿，继而出现急性肾衰竭，死亡率高。

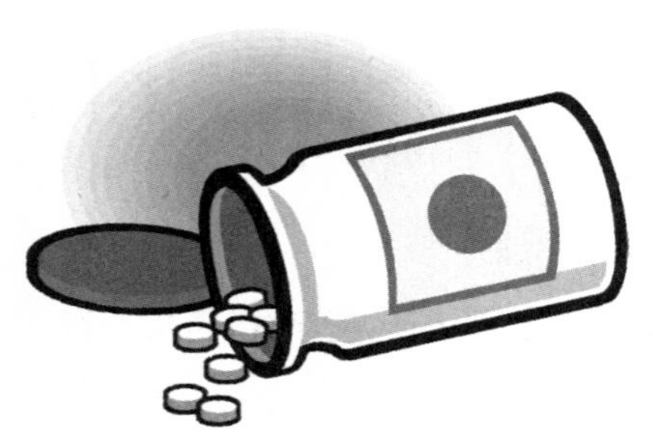

研究证实，服用他汀类药物的同时，盲目地服用其他类的药物是诱发横纹肌溶解综合征的“罪魁祸首”之一。比如目前使用非常广泛

的大环内酯类抗生素如红霉素、克拉霉素、罗红霉素等与他汀类药物如辛伐他汀、阿托伐他汀等都是经过肝脏代谢的，当两者合用时，大环内酯类抗生素代谢会抑制他汀类药物在人体内的代谢，从而使他汀类药物的血药浓度升高，导致发生横纹肌溶解的危险性增加。因此，长期服用他汀类等降低血脂药的患者，要慎重选用抗生素。

他汀类降低脂药忌与抗真菌药同用

他汀类药物与抗真菌药物如伊曲康唑、酮康唑以及新霉素、环孢霉素合用时，对体内的一种代谢酶有明显抑制作用，而他汀类药物需通过此酶代谢降解，这样也会导致横纹肌溶解的危险性增高。因此，长期服用他汀类等降低血脂药的患者，要慎重选用抗真菌药物，以免给自己带来意想不到的危害，招致飞来“横”祸。

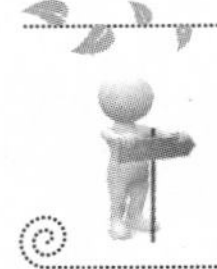

高脂血症患者针灸治疗宜忌

针灸是我国传统医学宝库中的一枝奇葩，在调理高脂血症中也能发挥重要的作用。针灸降低血脂操作简便，安全可靠，患者痛苦小，因此受到很多高脂血症者的欢迎。应用针灸降低血脂，其机制主要是调整人体的代谢功能和内分泌功能。针刺后能够抑制胃肠的蠕动，并有抑制胃酸分泌的作用，从而减轻饥饿感，达到降低血脂的目的，而且对 20 ~ 50 岁的中青年高脂血症者效果较好。因为在这个年龄阶段，人体发育比较成熟，各种功能也比较健全，通过针灸治疗，比较容易调整机体的多种代谢功能，促进脂肪分解，达到降低血脂的效果。另外，针灸降低血脂的效果与季节、气候都有关系。通常春夏见效较快，秋冬见效较慢。这是因为春夏两季人体的新陈代谢功能旺盛，自然排泄通畅，而有利于降低血脂。

针灸降低血脂治疗原则

目前，针灸降低血脂多采用耳穴埋针法和中药耳穴埋压法。在治疗过程中应注意下列几点。

（1）辨证取穴。应根据患者的临床特点，选择最适合的穴位。如食欲亢进、易饥饿者，应首选胃经；如体态虚胖、动则气喘，可选择肺、脾二经；如脘腹满闷、肢体沉重，应选择三焦经。

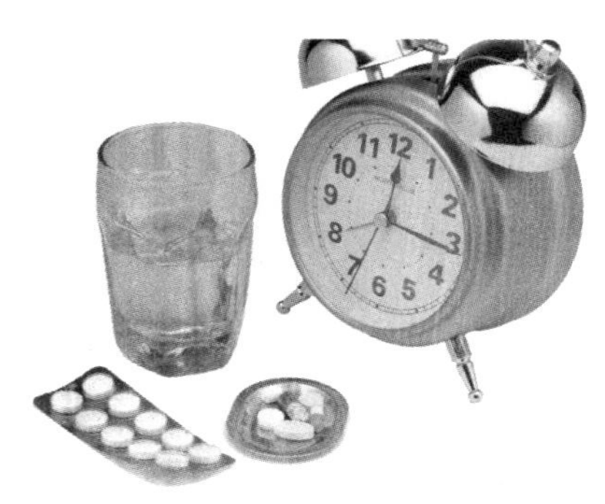

（2）准确定位。使用耳穴时，最好应用耳穴探测器或探测针在耳穴区寻找最佳敏感点，然后将针对准敏感点，准确压入，固定牢靠，轻轻揉压直到有明

显的酸麻胀肿的得气感为止。

（3）严格消毒。整个操作过程应做到严格消毒，所有的针和器械均应浸泡在75%的酒精或消毒液中备用，防止发生感染或污染。

（4）定时按摩。埋针后，应在餐前半小时、两餐之间、晨起和晚睡前都要进行按摩，每餐按摩15 ~ 30次，按摩时手法宜轻柔，用力均匀。

（5）增加运动。治疗期间配合适当的户外活动，如散步、慢跑等会使降低血脂的效果更明显。

特别提醒

高脂血症患者如果在针灸中出现眩晕、疼痛、恶心等症状时，属于针灸的不良反应，应立即中断治疗，防止发生危险。在治疗过程中，可能会出现厌食、口渴、大小便次数增多、疲劳等反应，这些均属于正常现象。因为通过针灸治疗，机体的内在功能不断调整，促使新陈代谢加快，能量不断消耗，而出现一些临床症状。等到机体重新建立平衡，这些症状就会消失。

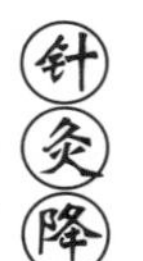
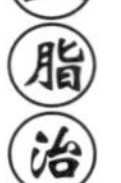
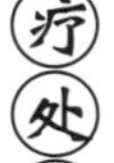

针灸降血脂治疗处方之一

【临床表现】体质性高脂血症，上下匀称，按之结实，食欲亢进，丰食多餐，面色红润，畏热多汗，腹胀便秘，舌质正常或偏红，苔薄黄，脉滑有力。重度高脂血症者伴有体乏少气。本证相当于单纯性高脂血症中的获得性高脂血症。

【治法】泻火伐胃，通泻大肠。

【主穴】脾俞、胃俞、曲池、合谷、内庭。

【随证配穴】便秘加天枢、支沟；胃中嘈杂易饥，加中脘、梁丘；高脂血症加阳陵泉、太冲、丰隆。

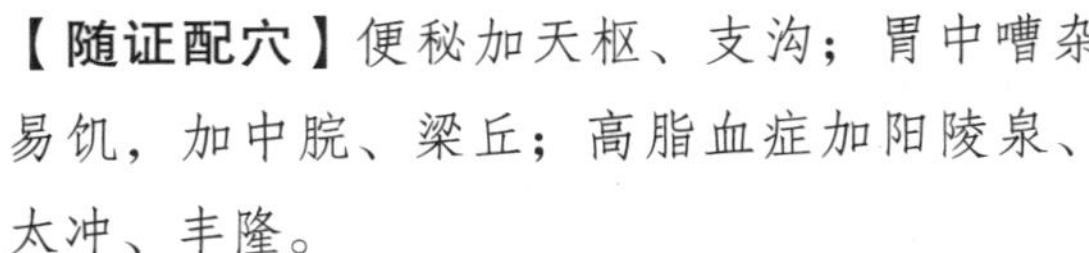

【操作】采用强刺激手法，均用泻法。每日一次，每次留针 30 分钟。留针期间反复强刺激。

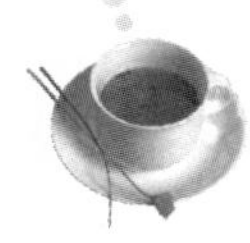

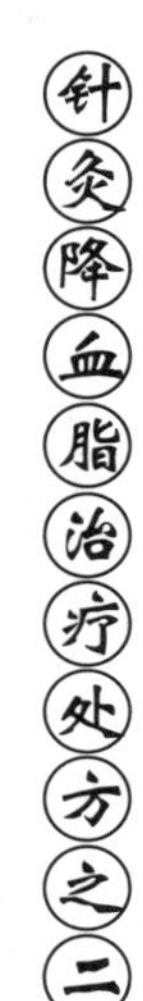

【临床表现】体质性高脂血症，以面、颈部为甚，肌肉松弛，面色苍白，神疲乏力，四肢困倦，形寒怕冷，皮肤干燥，嗜睡健忘，纳呆，腹胀便秘，动则少气不足，或见尿少水肿，舌淡苔薄白，脉细而迟，多见于继发性高脂血症。

【治法】益气健脾，祛痰利湿。

【主穴】脾俞、胃俞、足三里、关元。

【随症配穴】尿少水肿加阴陵泉；纳呆腹胀加中脘；嗜睡健忘加百会、人中。

【操作】诸穴用补法，中等刺激。每日一次，每次留针 30 分钟，其间行针数次，或加灸。

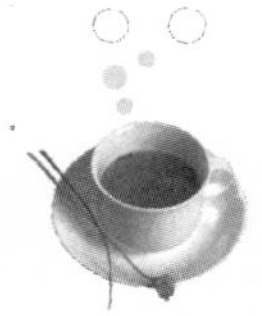

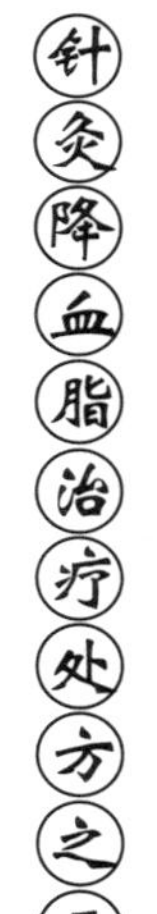

【临床表现】高脂血症以臀，大腿为最明显，肌肉松弛，面色苍白，神疲乏力，喜静恶动，面色苍白，纳谷正常或偏少，稍动则少气不足，易畏寒，或伴尿少水肿，舌质淡有齿痕，苔薄白，脉沉细迟缓。女性以绝经期后，或中年女性长期服用避孕药后为多见。如果为男性患者，常伴第二性征发育不良，乳房肥大等。本症多见于继性性高脂血症。

【治法】温肾壮阳，健脾利湿。

【主穴】肾俞、脾俞、命门、三阴交。

【随证配穴】男性高脂血症者伴有阳痿早泄可加关元、中极；尿少水肿者加阴陵泉。

【操作】均用补法，中等刺激。每日一次，每次留针 30 分钟，其间行针数次，可加灸。

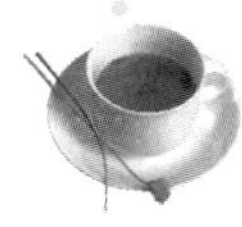

针灸降血脂治疗处方之四

【**临床表现**】自幼即全身均匀高脂血症，肌肉结实，头大，面圆，纵腹重胰，股胫肉肥，食欲旺盛，舌质红，苔薄黄，脉沉滑有力。见于单纯性高脂血症中的体质性高脂血症。

【**治法**】脾俞、胃俞、阴陵泉、内庭。

【**随证配穴**】重度高脂血症心悸气促加内关；胃中嘈杂，多食善饥加中脘、梁丘。

【**操作**】均用泻法，强刺激捻转提插。每日一次，每次留针 30 分钟，其间行针数次。

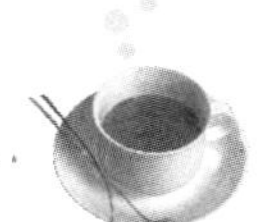

耳针降血脂治疗处方

【**取穴**】内分泌、皮质下、神门、交感、心、肝、肾。

【**操作**】每次选取 2 ~ 3 穴，每日或隔日一次，每次留针 20 分钟。或用揿针埋耳穴胶布固定，4 ~ 5 天更换一次。或用王不留行籽按压耳穴，每日餐前或饥饿时揉按耳穴 3 ~ 5 分种，以有酸、麻、灼热痛感为宜，两耳交替，每 3 ~ 5 天更换一次。

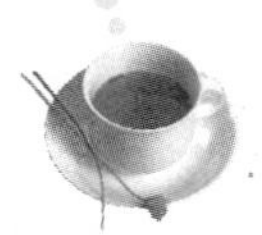

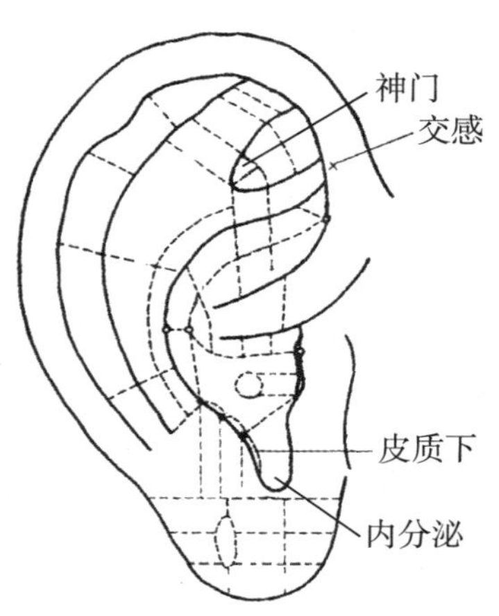

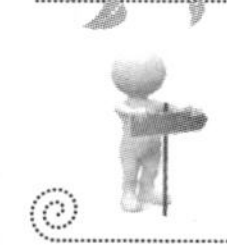

高脂血症患者按摩治疗宜忌

按摩，即在人体一定穴位上，运用推、拿、揉、压、搓、叩、打、动、揉、扳、捏、踩等手法，来达到舒筋、健体、防治疾病、延年益寿的养生目的，在中国已有数千年的历史。可以由他人按摩，也可以自我按摩，不受时间、环境、条件的限制。在高脂血症患者进行药物治疗的同时，可采用按摩疗法。它还可有效地防止药物的不良反应，且效果明显。按摩方法简单，种类较多，好学易记，疗效显著。无病可以健身，有病可以治病。中老年人学习日常一些按摩养生法，对养生保健、防治高脂血症大有益处。

宜用的按摩手法

按摩防治高脂血症是通过按摩促动脂肪，使它经常处于柔软而且容易代谢的状态。例如，平常缺乏运动而积存在腰间的脂肪，反复进行按摩促动，可以起到非常明显的效果。高脂血症按摩可以分很多种类，而且随着人体部位的不同，按摩的手法也有一定差异。

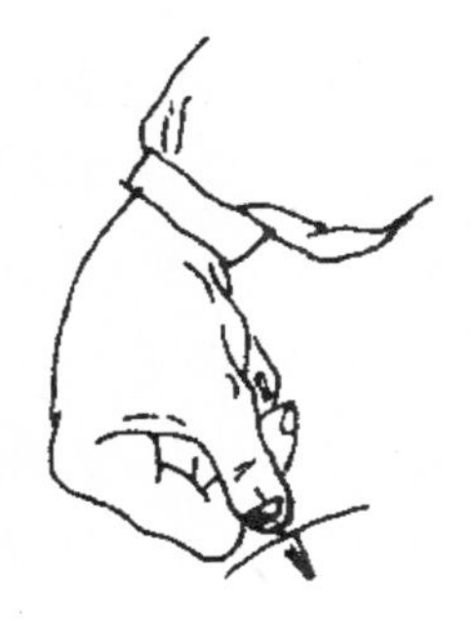

（1）按压法。按压法的手势是拇指伸直，其余四指扶持于所按部位之侧旁，也可将四指握起，拇指紧贴于食指之桡侧。

操作时拇指指端与被按压部位呈45° ~ 90° 角，向不同方向按压。在按压时，拇指指端如向上下左右拨动时，称为按拨；拇指指端转动时，称为按扭。不论按拨或按扭，指端均不应在被按部位的皮肤上滑动或移位，以免损伤皮肤，增加患者痛苦。按压法其力很大，是一种强刺激手法，具有活血、止痛、镇静、解痉作用，多用于实证。

（2）掐法。掐法的手势是用拇指或食指甲进行爪切，多用于手、足部的指、趾甲根或关节。操作时一手将患者腕或踝关节握紧，既可防止肢体回缩移动，又可了解患者的反应。另一手将患者指或趾捏起，用拇指或食指指甲，

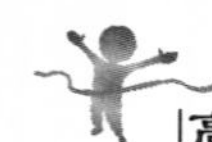

对准部位进行爪切。爪切的轻重、节律可根据病证的虚实，酌情应用。

（3）拍打法。拍打法的手势是五指并拢微屈，掌心呈空虚状，拍打时使小鱼际接触被打部位。操作时以肘关节为活动中心，腕关节固定或微动，肩关节协调配合，用上臂带动肘关节，使手掌上下起落拍打，是一种带震动性的中等刺激手法，具有行气活血通经络的作用，虚实病证，皆可应用。

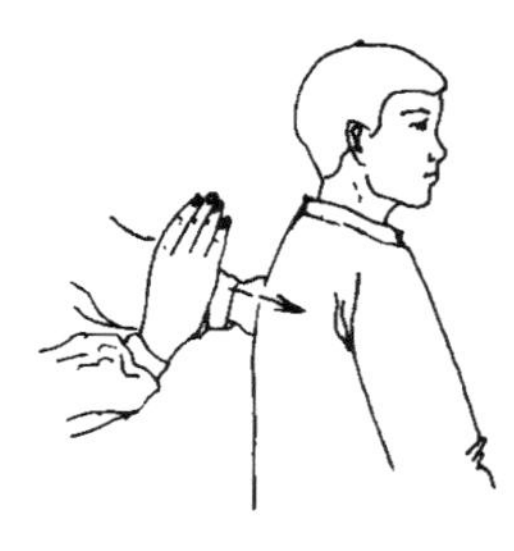

（4）叩打法。叩打法的手势分两种，即指腹叩打法和指尖叩打法。指腹叩打法是以五指指腹接触皮肤，但大小鱼际不接触皮肤；指尖叩打法是五指微屈并拢，指尖呈梅花状。操作时，指腹叩打是指腹向前下方用力，多做轻刺激手法用；指尖叩打多做重手法用。

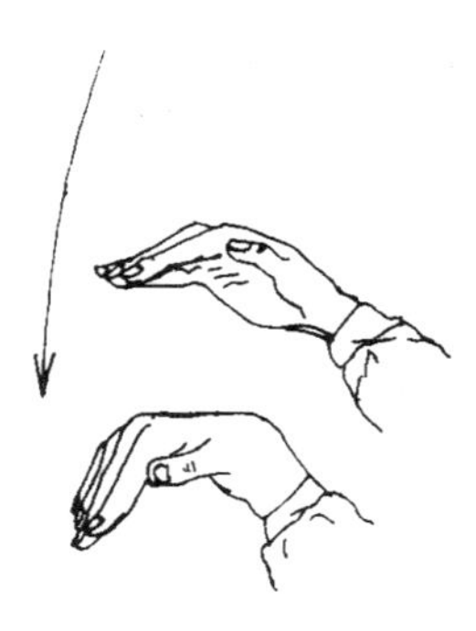

（5）抓拿法。以拇指与食指，或食、中指，或四指成钩状，相对抓起局部组织（此多为神经、肌肉、肌腰），然后迅速放开。此外，还有嘱患者配合的自行捶打法，即握拳，以小鱼际的外侧捶打患部，对局部脂肪积蓄者效果尚佳；亦可作保健强身之用。

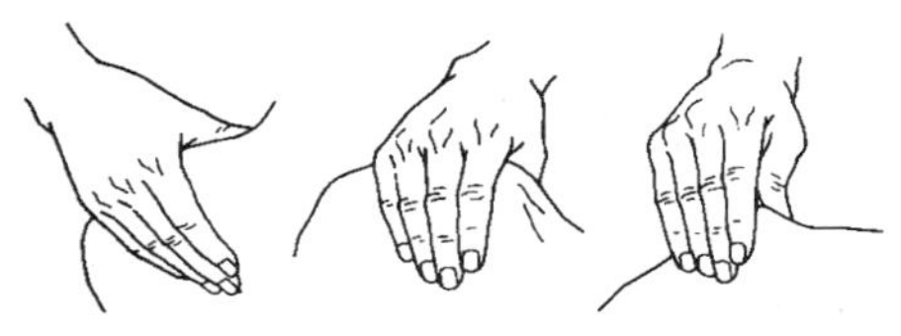

（6）棒击法。手握桑枝棒（略有弹性）的一端，腕关节放松，然后视需要，以肘关节发力（力量较轻）或肩关节发力（力量较大），用棒身连续在某一部位击打3～5下，再移动击打部位。棒击时，力量要由轻而重，适可而止；击打的方向应与肌肉、骨骼平行，棒身接触部位应尽可能大，不要用棒尖打，也不要打出头棒。

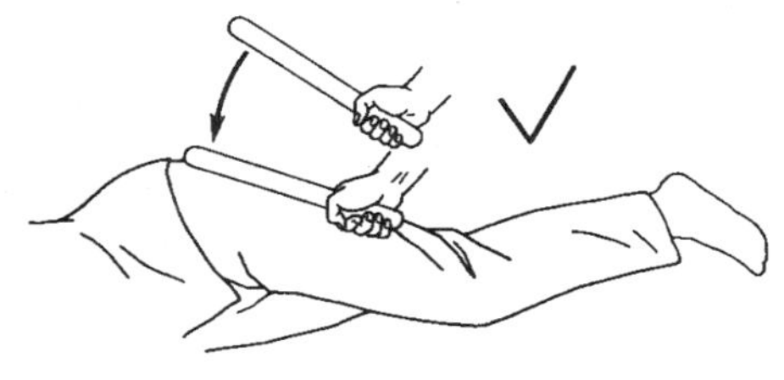

经络按摩法

“经络”是中医用了几千年的名词，中国人数千年前就发现某些人生病时身体会出现红色发烫的线条，按摩那些线条可以治疗疾病。这种人一般称之为经络人，但只有很少人有这种情形。因此，可以说经络学说是从治疗经验中发展出来的，是中医最重要的一部分。

【部位】全身。

【方法】

（1）刺激足少阴肾经（下肢段），用毛刷由下而上呈旋转状刺激。

（2）于腹中线两侧用毛刷由下而上刷腹部足少阴肾经，各擦 5 次。

（3）由肩胛下缘的脊椎正中处开始向下刷至腰骶部，刺激稍重，再从中线用毛刷分别向左右推擦。两侧各 10 次。

（4）扭转摩擦腰部，左右腰部各扭擦 50 次。

【作用】促进正常脂肪代谢，消除体内多余脂肪。

宜用的捏脊疗法

捏脊疗法是连续捏拿脊柱部肌肤，并向前推进以防治疾病的一种治疗方法。特点是简便易学，适应范围广，疗效好，无痛苦。本疗法有疏通经络、调整阴阳、促进气血运行、改善脏腑功能以及增强机体抗病能力等作用，对高脂血症治疗与预防有一定的效果。

捏脊疗法通过捏提等法作用于背部的督脉、足太阳膀胱经。由于督脉总督诸阳，背部足太阳膀胱第一侧线分布区又为脏腑背俞穴所在，“迫藏近背”，与脏腑密切相关，所以捏脊疗法能在振奋阳气，调整脏腑功能，尤其是调整中老年人脾胃功能方面发挥作用。

捏脊的具体操作方式有两种：一种是患者取俯卧位，

医者用两手沿脊柱两旁用拇指指腹与食指、中指指腹对合，挟持肌肤，拇指在后，食指、中指在前。然后食指、中指向后捻动，拇指向前推动，边捏边向项枕部推移。另一种是手握空拳，拇指指腹与屈曲的食指桡侧部对合，挟持肌肤，拇指在前，食指在后。然后拇指向后捻动，食指向前推动，边捏边向项枕部推移。上述两种方法可根据术者的习惯和使用方便而选用。

特别提醒

捏脊前应检查脊柱部位，如有疮疖、皮肤外伤，或患有其他皮肤病者，不可使用本疗法。饭后也不宜立即应用本疗法，需休息 2 小时后再进行。伴有高热、心脏病或有出血倾向者慎用。施术时室内温度要适中。捏脊时，手劲速度要匀，以每秒捏 4 次为好。用此法治疗后不应立即吃饭。一般每天或隔天捏脊 1 次，6 次为一个疗程。慢性疾病在一个疗程后可休息 1 周，再进行第二个疗程。

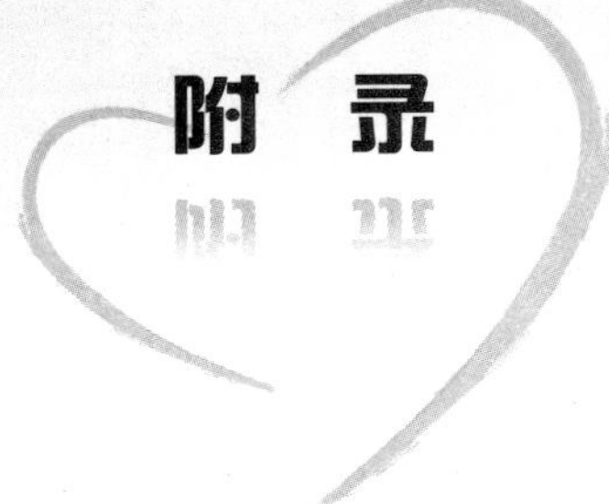

附　录

食物营养成分表

一些常见食物的胆固醇含量

胆固醇来源于食物和体内的合成，绝大多数是由肝脏合成并贮存于胆囊内，如食用过量含胆固醇高的食物会引起心血管疾病。胆固醇是类固醇激素，尤其是性激素的原料，也是维生素 D_3 和胆汁酸的原料。每天从食物中摄入的胆固醇应在 300 毫克以下。

（毫克 /100 克食物的含量）

食物	胆固醇	食物	胆固醇	食物	胆固醇
猪肉(瘦)	77	牛肚	132	牛奶	13
猪肉(肥)	107	牛心	125	酸奶	12
猪舌	116	牛舌	102	对虾	150
猪心	158	牛肺	234	羊奶	34
猪肝	368	牛肾	340	松花蛋	649
猪肺	314	鸡	117	松花蛋黄	1132
羊肉(瘦)	65	鸡肝	429	鸡蛋	680
羊肉(肥)	173	鸡肫	229	鸡蛋黄	1705
羊肝	323	大黄鱼	79	鸭蛋	634
牛肉(肥)	194	鲳鱼	68	黄鳝	117
牛肝	257	青鱼	90	墨鱼	275

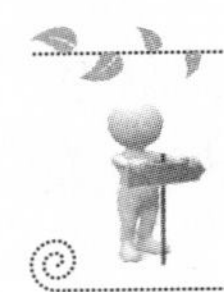

一些常见食物的脂肪含量

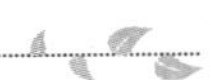

膳食脂肪来源很广，有来自烹调油的可见脂肪和包含在动物性食品及坚果中的不可见脂肪和可见的肉类脂肪。植物油以花生油、菜籽油、豆油、葵花籽油、红花油、亚

（克/100克食物的含量）

类别	名称	脂肪	类别	名称	脂肪
肉禽类	脂瘦猪肉	59.8	蛋类	鸡蛋	11.6
	瘦猪肉	28.8		鸭蛋	9.8
	猪肝	4.5	水产类	黄花鱼	0.8
	猪心	6.3		带鱼	7.4
	猪肚	2.9		青鱼	5.2
	肥瘦牛肉	10.2		鲢鱼	0.9
	肥瘦羊肉	28.8		墨鱼	0.7
	羊肝	7.2	乳类	牛乳	4.0
	鸡肉	2.5		酸奶（一杯）	8
	鸡肝	3.4	粮食类	豆浆	1.8
	鸭肉	7.5		黄豆	18.4
	鹅肉	11.2		面条（热）	1.4

麻油、苏子油含脂肪丰富。动物的肉、内脏，鱼油，各类坚果如核桃仁、杏仁等，各种豆类如黄豆、红小豆、黑豆等，部分粮食如玉米、高粱、大米、 红小豆、小米等亦含丰富的脂肪。

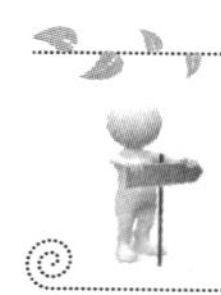

常用食用油三类脂肪酸含量

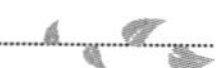

食用油中包含的脂肪酸可以降低人体的胆固醇含量，有效防止心血管的硬化，减少心血管疾病的发生。因此，怎样选择健康的食用油就成为了饮食营养的重要问题。然

油类	饱和脂肪酸	多不饱和脂肪酸	单不饱和脂肪酸
豆油	14.8	62.8	20.9
玉米油	15.2	48.3	36.5
芝麻油	12.5	46.6	40.9
花生油	19.9	37.6	42.5
菜籽油	4.5	21.5	74.0
猪油	42.7	8.5	45.6
牛油	51.6	6.3	42.1
羊油	62.6	3.9	33.5
鸡油	25.9	26.0	45.8
奶黄油	58.3	5.8	48.4

说明：上述三类脂肪酸的数据为其各占脂肪酸总量的百分比

而单纯从一种食用油中就获得符合1：1：1黄金营养比例的膳食脂肪酸是不可能的，单一油种的脂肪酸含量是固定的，营养再好也是“单项冠军”；只有通过多种油的调和配比才能达到均衡营养的目的。